全国中医药行业高等教育"十三五"规划教材
全国高等中医药院校规划教材（第十版）

配套教学用书

••••••••• **易学助考口袋丛书** •••••••••

方剂学

主 编 李 冀 连建伟

副主编（以姓氏笔画为序）

左铮云 许二平 沈 涛

范 颖 周永学 樊巧玲

编 委（以姓氏笔画为序）

于 海 马少丹 王均宁

龙一梅 冯 泳 吕光耀

全世建 刘宏艳 刘春慧

闫润红 李 铭 杨 桢

杨力强 吴红彦 吴建红

周爱民 赵雪莹 秦 竹

袁立霞 袁振仪 徐小玉

章 健 韩向东

中国中医药出版社
· 北京 ·

图书在版编目（CIP）数据

方剂学/李冀，连建伟主编．—2 版．—北京：中国中医药
出版社，2017. 12（2020.12重印）

（易学助考口袋丛书）

ISBN 978 – 7 – 5132 – 4445 – 9

Ⅰ．①方…　Ⅱ．①李…②连…　Ⅲ．①方剂学 – 中医学院 –
教学参考资料　Ⅳ．①R289

中国版本图书馆 CIP 数据核字（2017）第 237013 号

中国中医药出版社出版

北京经济技术开发区科创十三街 31 号院二区 8 号楼
邮政编码　100176
传真　010 – 64405721
廊坊市晶艺印务有限公司印刷
各地新华书店经销

开本 787 × 1092　1/32　印张 11　字数 247 千字
2017 年 12 月第 2 版　2020 年 12 月第 3 次印刷
书号　ISBN 978 – 7 – 5132 – 4445 – 9

定价　35. 00 元
网址　www. cptcm. com

社 长 热 线　010 – 64405720
购 书 热 线　010 – 89535836
维 权 打 假　010 – 64405753

微信服务号　zgzyycbs
微商城网址　https://kdt. im/LIdUGr
官 方 微 博　http://e. weibo. com/cptcm
天猫旗舰店网址　https://zgzyycbs. tmall. com

如有印装质量问题请与本社出版部联系（010 – 64405510）
版权专有　侵权必究

前　言

　　2003年，"新世纪全国高等中医药院校规划教材"全面启用之际，针对中医药院校学生在专业学习中普遍反映的课本内容多、抓不住重点、理解记忆困难等问题，中国中医药出版社策划了"易学助考口袋丛书"，包括中医基础、中医临床、西医基础、西医临床及中药专业在内的主干课程配套用书共29种。该套丛书自出版以来，帮助中医药院校在校学生掌握相关课程的学习要点，提高学习效率，从容应对各种考试，深受大家的喜爱，并多次重印。

　　随着全国中医药行业高等教育规划教材的历次改版，教学内容屡有调整。该套丛书虽需求不断，但有必要与时俱进，以更好地与新版规划教材匹配。基于此，我们特别邀请"全国中医药行业高等教育'十三五'规划教材、全国高等中医药院校规划教材（第十版）"的编委会专家，紧扣新版教材内容和教学大纲，对"易学助考口袋丛书"进行修订，将每门课程中需要掌握的要点、重点、难点等核心内容重新提炼、浓缩，提纲挈领，方便学生学习和记忆，以期继续为广大同学复习应考保驾护航。

中国中医药出版社

2017年9月

目　录

总　论

第一章　解表剂

第二章 泻下剂

第五章 祛暑剂

第八章　补益剂

第九章 固涩剂

第十章 安神剂

第十一章 开窍剂

第十二章 理气剂

第十五章　治燥剂

第十六章　祛湿剂

第十七章 祛痰剂

第十八章 消食剂

总　论

★★★掌握并理解方剂和方剂学的概念，明确方剂学在
　　中医学中的地位和重要性

★★★掌握方剂与治法的关系

★★★掌握组方原则与方剂变化的基本形式

★★熟悉方剂学的学习方法和基本要求

★★熟悉在方剂学发展各历史阶段具有代表性意义的部
　　分方书

★★熟悉常用治法（八法）的基本内容

★了解方剂学形成和发展概况

★了解历代有关方剂分类的方法及其主要代表著作

★了解常用剂型的种类、制法及其临床意义

★了解方剂的煎服法

📖 重点提示

一、绪论

方剂的概念★★★

方剂是在辨证审因、确定治法后，遵循组方原则，选择适宜的药物，明确用量，并酌定剂型、用法而成的药物配伍组合。

方剂学的概念★★★

方剂学是研究治法与方剂组方原理、配伍规律（特点）及其临证运用的一门学科。

方剂学在中医学中的地位★★★

方剂学在中医基础学科和临床学科之间起着重要的纽带和桥梁作用，是中医学理、法、方、药体系中的重要环节。

方剂学的学习任务★★★

学习方剂学的目的，是通过对一定数量基础方、代表方及常用方的研习，领悟前贤配伍组方之要旨，并能根据临证之需，圆机活法地掌握方剂变化之精妙，即所谓"医之成，悟也；方之精，变也"。

二、方剂的起源与发展

具有代表性意义的方书和其他重要医籍的成书年代、作者、主要价值（表总–1）★★

表总-1　具有代表性意义的方书和其他

重要医籍的成书年代、作者、主要价值简表

书名	成书年代	作者	载方数目	主要价值
《五十二病方》	战国晚期		283	现存最古老的方书
《黄帝内经》	春秋战国		13	最早的中医药理论经典著作，总结出关于辨证、治法与组方原则、组方体例等理论，为方剂学的发展奠定了理论基础
《伤寒杂病论》	东汉末期	张仲景	314	创造性地融理、法、方、药于一体，被后世尊为"方书之祖"
《肘后备急方》	东晋	葛洪	单方510复方494	简、便、廉、效
《备急千金要方》《千金翼方》	唐	孙思邈	8200余	集唐以前方剂之大成
《外台秘要》	唐	王焘	6800余	整理并保存了一大批唐代及唐以前的医方
《太平惠民和剂局方》	宋	官办药局	初刊297，重修增补到788	第一部由政府组织编制的成药典

续表

书名	成书年代	作者	载方数目	主要价值
《小儿药证直诀》	宋	钱乙		最早的儿科专科方书
《伤寒明理药方论》	金	成无己	20	开方论之先河，使方剂学的核心理论得到了新的提升
《普济方》	明	朱橚	61739	现存历史上载方最多的方书
《医方考》	明	吴崑	700 余	较有影响力的方论专著
《医方集解》	清初	汪昂		开综合分类方剂的先例
《中医方剂大辞典》	现代	彭怀仁	96592	填补了自明初《普济方》以后缺少大型方书的空白

三、方剂与治法

治法概念★★

治法是在审明病因、辨清证候的基础上所制定的治疗方法。

方剂与治法的关系★★★

1. 从中医学形成和发展的过程来看

治法是后于方药形成的一种理论。但当治法由经验上升为理论之后，就成为遣药组方和运用成方的指导原则。

2. 方剂和治法的具体关系

⎧治法是指导遣药组方的原则——"方从法出"

⎨

⎩方剂是体现和完成治法的主要手段——"方即是法"

常用治法★★

1. 八法——源于清·程钟龄《医学心悟·医门八法》

"……而论治病之方，则又以汗、和、下、消、吐、清、温、补八法尽之。"

2. 八法的内容

（1）汗法

含义——通过开泄腠理、调畅营卫、宣发肺气等作用，使在表的六淫之邪随汗而解的一类治法

适应范围——外感表证、疹出不透、疮疡初起，以及水肿、泄泻、咳嗽、疟疾而见恶寒发热、头痛身疼等表证

（2）吐法

含义——通过涌吐的方法，使停留在咽喉、胸膈、胃脘的痰涎、宿食、毒物等从口中吐出的一类治法

适应范围——中风痰壅、宿食壅阻胃脘、毒物尚在胃中、痰涎壅盛之癫狂与喉痹、干霍乱吐泻不得等，属于病情急迫又急需吐出之证

（3）下法

含义——通过荡涤肠胃、通泄大便的方法，使停留于肠胃的有形积滞从大便排出的一种治法

适应范围——燥屎内结、冷积不化、瘀血内停、宿食不

消、结痰停饮、虫积等病证

(4) 和法

含义——通过和解或调和的方法，使少阳之邪或脏腑、
阴阳、表里失和之证得以解除的一类治法

适应范围——邪在少阳、邪在募原、肝脾不和、肠寒胃
热、气血失和、营卫失和、表里同病等

(5) 清法

含义——通过清热、泻火、凉血、解毒等方法，以清除
在里之热邪的一类治法

适应范围——热证、火证、热毒证及虚热证等

(6) 温法

含义——通过温里散寒的方法，使在里的寒邪得以消散
的一种治法

适应范围——里寒证

(7) 消法

含义——通过消食导滞、行气活血、化痰利水、驱虫等
方法，使气、血、痰、食、水、虫等有形之邪
渐消缓散的一类治法

适应范围——饮食停滞、气滞血瘀、癥瘕积聚、水湿内
停、痰饮不化、疳积虫积等病证

(8) 补法

含义——通过滋养补益的方法，以恢复人体正气，治疗
各种虚证的一种治法

适应范围——气虚、血虚、气血两虚、阴虚、阳虚、阴
阳两虚等证

四、方剂的分类

"七方"说★

内容——始于《黄帝内经》，是指大、小、缓、急、奇、
　　　　偶、重

名称——金·成无己在《伤寒明理论》中明确提出，并
　　　　将《黄帝内经》的"重"改为"复"，于是后
　　　　人引申"七方"为最早的方剂分类法

实质——以病邪的轻重、病位的上下、病势的缓急、病
　　　　体的强弱作为制方的依据

历代有关方剂分类的方法及其主要代表著作★

1. 病证分类

特点——最早使用的方剂分类法，便于临床以病索方

代表著作——《五十二病方》、汉·张仲景《伤寒杂病
　　　　　　论》等

2. 组成分类（见"七方"说）

3. 治法（功用）分类

特点——在早期功用分类的基础上逐渐发展成熟的，始
　　　　于"十剂"说

代表著作 ⎰ 明·李时珍《本草纲目·序例》
　　　　 ⎨ 明·张景岳《景岳全书·新方八略引》
　　　　 ⎩ 清·汪昂《医方集解》

《本草纲目·序例》提出"药有宣、通、补、泄、轻、
重、涩、滑、燥、湿十种"说，并于"宣可去壅""通可去

滞""补可去弱""泄可去闭""轻可去实""重可去怯""滑可去著""涩可去脱""燥可去湿""湿可去枯"之下，各举数药为例。宋·赵佶《圣济经》于每种之后加一"剂"字。金·成无己《伤寒明理论》中将其称为"十剂"。后世借以归类方剂，是按功用归类方剂的一种尝试。

"宣可去壅"——壅即壅塞不通之义。即用宣散、涌越之品以治胸闷、呕恶等壅塞之证。代表方如瓜蒂散。

"轻可去实"——实即腠理壅实之义。即用轻浮之品以治外感表邪，腠理闭塞无汗之证。代表方如麻黄汤。

明·张景岳《景岳全书·新方八略引》提出"八阵"分类法，将方剂按治法类为补、和、攻、散、寒、热、固、因"八阵"。

4. 笔画分类

特点——为检索之便，以方名汉字笔画为纲进行分类

代表著作——《中医方剂大辞典》

现行方剂学教材遵循以法统方的原则，以治法分类方剂。

五、方剂的剂型

概念★

剂型是在方剂组成之后，根据病情的需要和药物的不同性能，加工制成的一定形态的制剂形式。

种类★

1. 液体剂型——汤剂、酒剂、酊剂、露剂、糖浆剂、口服液、注射液

2. 固体剂型——散剂、丸剂（蜜丸、水丸、糊丸、浓缩
　　　　　丸）、茶剂、条剂、线剂、丹剂、锭剂、
　　　　　片剂、冲剂、栓剂、胶囊剂（硬胶囊
　　　　　剂、软胶囊剂）等

3. 半固体剂型——膏剂（煎膏、软膏、硬膏）

此外，尚有滴丸剂、灸剂、熨剂、灌肠剂、搽剂、气雾
剂、海绵剂等。

汤剂、散剂、丸剂的制作方法与主要特点★

1. 汤剂

（1）制作方法——将药物饮片加水或酒浸泡后，再煎煮
　　　　　　一定时间，去渣取汁而制成的液体
　　　　　　剂型

（2）主要特点——吸收快、能迅速发挥药效，其根据病
　　　　　　情变化而随证加减，能较全面、灵活
　　　　　　地切合每位患者及其具体病证阶段的
　　　　　　特殊性，尤宜于病证复杂或病情不稳
　　　　　　定的患者。但汤剂的制备相对不便，
　　　　　　服用口感欠佳，携带贮存受限

2. 散剂

（1）制作方法——将药物粉碎，混合均匀，制成粉末状
　　　　　　制剂

（2）主要特点——制作简便、吸收较快、节省药材、便
　　　　　　于服用与携带

3. 丸剂

（1）制作方法——将药物研成细粉或使用药材提取物，

加适宜的黏合剂所制成的球形固体
剂型

(2) 主要特点——与汤剂相比,吸收较慢,药效持久,
节省药材,便于服用与携带,适用于
慢性、虚弱性疾病。但也有些丸剂药
性比较峻猛,多为芳香类药物或毒性
较大的药物,不宜作汤剂煎服

六、方剂的煎服法

1. 煎药法

(1) 煎药用具——陶瓷、砂锅为好,不锈钢器皿亦可,
忌用铁器、铜器

(2) 煎药用水——以洁净、新鲜、无杂质为原则。前人
常用流水、泉水、甘澜水(亦称劳
水)、米泔水等,也有用酒或水酒合
煎者

(3) 加水量——一般以高于饮片平面 3 ~ 5cm 为宜。每
次煎煮所得药量以 150mL 左右为宜

(4) 煎药火候——常规先用武火,沸腾后即改用文火。
如药物煎煮焦枯时,则应弃之不用

(5) 煎药方法——煎药前,应先将药物浸泡 20 ~ 30 分
钟,使有效成分易于煎出。需特殊煎
法的药物,应在处方中加以注明。特
殊煎法包括:先煎、后下、包煎、单
煎、溶化(烊化)、冲服

2. 服药法

（1）服药时间

①饭前服（空腹服）——病在下焦者；补益药和泻下药

②饭后服——病在上焦者；对胃肠有刺激的方药

③定时服——治疟药宜在发作前 2 小时服；安神药宜临
　　　　　卧服；慢性病应按时服；十枣汤宜在"平
　　　　　旦"服，鸡鸣散宜在"五更"服

④不定时服——急证重病则不拘时服

（2）服药方法

①汤剂——日 1 剂，分 2~3 次温服

②散剂、丸剂——根据病情和具体药物定量，日服 2~
　　　　　3 次

③峻烈药、毒性药——小量开始，逐渐加量，取效即止，
　　　　　慎勿过量

④其他服法——寒药热服，热药冷服；少量频服；鼻饲
　　　　　法等

（3）药后调护——饮食调护、起居调护

七、方剂的组方原则与变化

（一）组方原则

关于"君、臣、佐、使"组方基本结构的理论★

最早见于《黄帝内经》。《素问·至真要大论》说："主
病之谓君，佐君之谓臣，应臣之谓使。"

君臣佐使的含义及运用特点★★★

1. 君药

(1) 含义——针对主病或主证起主要治疗作用的药物

(2) 运用特点
{
君药必不可缺，药力居方中之首

一般来说，君药的药味较少

不论何药，在作为君药时，其用量比作

  为臣、佐、使应用时要大
}

2. 臣药

(1) 含义
{
辅助君药加强治疗主病或主证作用的药物

针对重要的兼病或兼证起主要治疗作用的药物
}

(2) 运用特点——药力小于君药

3. 佐药

(1) 佐助药——协助君、臣药以加强治疗作用，或直接
     治疗次要兼证的药物

(2) 佐制药——制约君、臣药的峻烈之性，或减轻、消
     除君、臣药毒性的药物

(3) 反佐药——根据某些病证之需，配伍少量与君药性
     味或作用相反而又能在治疗中起相成作
     用的药物

4. 使药

(1) 引经药——能引方中诸药以达病所的药物

(2) 调和药——具有调和诸药作用的药物

（二）方剂的变化

变化运用的必要性★★

运用成方或遣药组方时，必须因病、因人、因时、因地制宜，将原则性和灵活性相结合，使方药与病证丝丝入扣，做到师其法而不泥其方，从而实现治疗的"个体化"主旨，正所谓"方之精，变也"。

变化形式★★★

1. 药味加减

（1）前提——主病、主证、基本病机及君药不变

（2）方法——加减方中次要药物（臣、佐、使药）

（3）对原方影响 ⎰ 佐使药的加减，不至于引起该方功用的根本改变

⎱ 臣药的加减，使方剂的功用发生较大变化

（4）举例——桂枝加厚朴杏子汤、三拗汤、麻黄加术汤

2. 药量增减

（1）前提——组成方剂的药物不变

（2）方法——增加或减少药物的剂量

（3）对原方影响 ⎰ 改变功用的强弱，如四逆汤与通脉四逆汤

⎱ 改变功用主治，如桂枝汤与桂枝加桂汤、桂枝加芍药汤

3. 剂型更换

（1）前提——组成方剂的药物及其配伍用量比例不变

（2）方法——改变方剂的剂型

（3）对原方影响——药力大小和峻缓的区别，在主治病
情上有轻重缓急之分。例如理中丸
与人参汤

难点提示

1.《黄帝内经》对方剂学形成和发展的贡献

《黄帝内经》约成书于春秋战国时期，是现存医籍中最早
的中医药理论经典著作。全书虽只载 13 首方剂，但在剂型上
已有汤、丸、散、丹、膏、酒之分，并总结有关辨证、治
法与组方原则、组方体例等理论，为方剂学的发展奠定了理
论基础。

2. 治法是指导遣药组方的原则

在临床辨证论治的过程中，辨证的目的在于审明病机，
论治的关键在于确定治法。针对病机确立治法，根据治法遣
药组方，所谓"方从法出，法随证立"即是此义。方剂是在
证候病机所立治法的指导下进行选药配伍而成的。

3. 汗法

凡是腠理闭塞，营卫郁滞的寒热无汗；或腠理疏松，虽
有汗但寒热不解的病证，皆可用汗法治疗。

4. 和法

通过和解或调和的方法，使半表半里之邪，或脏腑、
阴阳、表里失和之证得以解除的一种治法。和解法，也称
为和解少阳法，主要适用于半表半里的少阳证。调和法，
其概念内涵比较广泛，凡邪在少阳、邪在募原、肝脾不

和、肠寒胃热、气血失和、营卫失和、表里同病等均可使用和法治疗。

5. 消法与下法

虽同是治疗内蓄有形实邪的方法，但在适应病证上有所不同。下法所治病证，大抵病势急迫，形证俱实，邪在肠胃，必须速除，而且是可以从下窍而出者。消法所治，主要是病在脏腑、经络、肌肉之间，邪坚病固而来势较缓，属渐积形成，且多虚实夹杂，尤其是气血积聚而成之癥瘕痞块、痰核瘰疬等，不可速消，宜渐消缓散。

6. "以法统方"和"君臣佐使"理论的关系

"以法统方"是保证方剂针对病机，切合病情需要的基本前提；"君臣佐使"是组方的基本结构和形式，是体现治法、保障疗效的手段。只有正确把握这两方面的基本理论和技能，加之熟练的用药配伍技巧，才能随证灵活组方。

7. 成方加减的注意事项

在选用成方加减时，一定要注意两点：①所治病证的病机、主证都与原方基本相符，否则是不相宜的；②不可减去君药，否则就不能说是某方加减，而是另组新方。

8. 关于方剂的变化形式

药味加减、药量增减、剂型更换三种变化形式，既可以单独应用，也可以结合使用，有时很难截然分开。如大承气汤与小承气汤、生姜泻心汤与半夏泻心汤属于药味加减与药量增减变化的结合使用。

第一章 ▶ 解表剂

★★★掌握麻黄汤、桂枝汤、九味羌活汤、小青龙汤、
    银翘散、桑菊饮、麻黄杏仁甘草石膏汤、败毒散
★★熟悉解表剂的概念、分类及使用注意
★★熟悉止嗽散、参苏饮
★了解大青龙汤、香苏散、柴葛解肌汤、升麻葛根汤、
    葱豉桔梗汤、再造散、麻黄细辛附子汤、加减葳蕤汤、
    葱白七味饮

概　说

重点提示

概念★★

凡以发汗、解肌、透疹等作用为主，用于治疗表证的方剂，统称为解表剂。

分类★★

$$\left\{\begin{array}{l}\text{辛温解表剂——风寒表证}\\\text{辛凉解表剂——风热表证}\\\text{扶正解表剂——体质素虚，外感表证}\end{array}\right.$$

使用注意★★

1. 解表剂多用辛散轻扬之品组方，故不宜久煎，以免药力耗散，作用减弱。

2. 汤剂一般宜温服，服后避风寒，并增衣被，或啜热粥以助取汗。

3. 汗出以遍身微汗为佳，若汗出不彻，恐病邪不解；汗出太过，易耗气伤津。若汗出病瘥，即当停服，不必尽剂。同时，应注意禁食生冷、油腻之品，以免影响药物的吸收和药效的发挥。

4. 若表邪未尽，而又见里证者，一般原则应先解表，后治里；表里并重者，则当表里双解。若外邪已入于里，或麻疹已透，或疮疡已溃，或虚证水肿，均不宜使用。

第一节　辛温解表剂

重点提示

麻黄汤★★★ (《伤寒论》)

麻黄汤中用桂枝，杏仁甘草四般施，

发热恶寒头项痛，伤寒服此汗淋漓。

1. 主治——外感风寒表实证

（1）辨证要点——恶寒发热，无汗而喘，脉浮紧

（2）或有症状——头身疼痛，舌苔薄白

（3）病机特点——风寒束表，肺气失宣

2. 功用——发汗解表，宣肺平喘

3. 配伍意义

君　　麻　黄——发汗解表，宣肺平喘 ⎫相须为用，

臣　　桂　枝——解肌发表，通达营卫 ⎭发汗力强

佐　　杏　仁——利肺平喘

　　　　　　　——与麻黄相伍，一宣一降，使邪气去而

　　　　　　　肺气和

使　　炙甘草 ⎰调和药性

　　　　　　 ⎱缓麻、桂峻烈之性，使汗出而不致耗伤正气

4. 配伍特点

麻桂相须，开腠畅营；麻杏相使，宣降相宜。

5. 加减运用

（1）素体多湿，又感风寒之风寒湿痹证。症见身体疼烦，无汗等。治宜发汗解表，散寒祛湿。可加白术，即为"麻黄加术汤"。

（2）表寒较轻，为风寒袭肺之咳喘轻证。症见鼻塞声重，语音不出，咳嗽胸闷等。治宜宣肺解表。可去桂枝，即为"三拗汤"。

（3）风寒袭肺证。症见咳嗽上气，痰气不利，呀呷有声，胸膈痞满，鼻塞声重，苔白，脉浮紧。治宜宣肺解表，止咳祛痰。可去桂枝，加苏子、陈皮、桑白皮、赤茯苓，即为"华盖散"。

6. 使用注意

（1）本方为辛温发汗之峻剂，当中病即止，不可过服。

（2）（《伤寒来苏集》）对于"疮家""淋家""衄家""亡血家"，以及外感表虚自汗、血虚而脉兼"尺中迟"、或误下而见"身重心悸"等，虽有表寒证，亦皆应禁用。

大青龙汤★（《伤寒论》）

> 大青龙汤桂麻黄，杏草石膏姜枣藏，
>
> 太阳无汗兼烦躁，风寒两解此为良。

1. 功用——发汗解表，兼清里热

2. 主治

（1）外感风寒，内有郁热证

①辨证要点——恶寒发热，不汗出而烦躁，脉浮紧

②或有脉症——头身疼痛

③病机特点——风寒束表，卫闭营郁，阳郁化热

（2）溢饮

①辨证要点——四肢浮肿，恶寒发热，无汗，烦躁，脉浮紧

②或有脉症——身体疼重

③病机特点——风寒外束，水饮内郁化热

3. 配伍特点

寒温并用，表里同治，重在辛温发汗。

桂枝汤★★★ （《伤寒论》）

桂枝汤治太阳风，芍药甘草姜枣同，

解肌发表调营卫，汗出恶风此方功。

1. 主治——外感风寒表虚证

（1）辨证要点——恶风，发热，汗出，脉浮缓

（2）或有脉症——头痛，鼻鸣干呕，苔白不渴，脉浮弱

（3）病机特点——外感风寒（风邪为主），卫强营弱，
肺胃失和

2. 功用——解肌发表，调和营卫

3. 配伍意义

君　桂　枝　$\begin{cases}$助卫阳，通经络\\解肌发表祛风寒$\end{cases}$　$\begin{array}{l}$营卫同治，邪正兼顾，\\相辅相成$\end{array}$

臣　芍　药——益阴敛营，敛固外
泄之营阴　$\begin{array}{l}$散中有收，汗中寓补，\\相反相成$\end{array}$

佐　生　姜　$\begin{cases}$助桂枝散表邪\\和胃止呕$\end{cases}$　补脾和胃，化气生津，

　　大　枣　$\begin{cases}$协芍药补营阴\\健脾益气$\end{cases}$　益营助卫

佐使 炙甘草——调和药性 $\begin{cases}合桂枝辛甘化阳以实卫\\合芍药酸甘化阴以益营\end{cases}$

4. 配伍特点

辛散与酸收相配，散中有收，汗不伤正；助阳与益阴同用，阴阳兼顾，营卫并调。

5. 服法特点

（1）服已须臾，啜热稀粥一升余，以助药力。

（2）温覆令一时许，遍身漐漐微似有汗者益佳，不可令如水流漓，病必不除。

（3）若一服汗出病瘥，停后服，不必尽剂。

（4）若不汗，更服如前法；又不汗，后服小促其间，半日许，令三服尽。

（5）若病重者，一日一夜服，周时观之，服一剂尽，病证犹在者，更作服；若汗不出，乃服至二三剂。

（6）禁生冷、黏滑、肉面、五辛、酒酪、臭恶等物。

6. 加减运用

（1）药味加减

①风寒客于太阳经输，营卫不和证。症见桂枝汤证兼项背强而不舒者。治宜解肌发表，升津舒筋。可加葛根，即为"桂枝加葛根汤"。

②症见宿有喘病，又感风寒。治宜解肌发表，降气平喘。可加厚朴、杏仁，即为"桂枝加厚朴杏子汤"。

（2）药量增减

①心阳虚弱，寒水凌心之奔豚。症见太阳病误用温针或因发汗太过而发奔豚，气从少腹上冲心胸，起卧不安，有发作性者。治宜温通心阳，平冲降逆。可加桂枝二两，即为

"桂枝加桂汤"。

②太阳病误下伤中，土虚木乘之腹痛。治宜温脾和中，缓急止痛。可倍用芍药，即为"桂枝加芍药汤"。

7. 使用注意

（1）"不可令如水流漓，病必不除"。

（2）服药期间，禁生冷黏腻、酒肉、臭恶等物。

九味羌活汤★★★（张元素方，录自《此事难知》）

九味羌活用防风，细辛苍芷与川芎，

黄芩生地同甘草，三阳解表益姜葱。

1. 主治——外感风寒湿邪，内有蕴热证

（1）辨证要点——恶寒发热，无汗，头痛项强，肢体酸楚疼痛，口苦微渴

（2）或有脉症——舌苔白或微黄，脉浮或浮紧

（3）病机特点——风寒湿邪郁滞肌表、经络，里有蕴热

2. 功用——发汗祛湿，兼清里热

3. 配伍意义

君	羌 活	解表寒，祛风湿 / 利关节，止痹痛 } 入太阳经	
臣	防 风	——祛风胜湿止痛	助羌活
	苍 术	功善燥湿 / 祛风散寒 } 入太阴经	祛风散寒 / 除湿止痛
佐	细 辛	——入少阴经，尤能止痛	
	白 芷	——入阳明经，兼可燥湿	助君臣药 / 祛风寒湿邪、 / 止痛
	川 芎	——入少阳、厥阴经，行气活血，宣痹止痛	

佐　生　地 ⎱清里热
　　黄　芩 ⎰防诸辛温燥烈之品助热伤津

使　甘　草——调和诸药

4. 配伍特点

主以辛温，少佐寒凉，六经分治。

5. 使用注意

临床应用时尚需根据病情轻重，辅以糜粥：

（1）若寒邪较甚，表证较重，宜热服，且应啜粥以助药力，以助酿汗祛邪。

（2）若邪不甚，表证较轻，则不必啜粥，温服即可。

香苏散★ （《太平惠民和剂局方》）

> 香苏散内草陈皮，疏散风寒又理气，
> 外感风寒兼气滞，寒热无汗胸脘痞。

1. 主治——外感风寒，气郁不舒证

（1）辨证要点——恶寒身热，头痛无汗，胸脘痞闷，舌苔薄白，脉浮

（2）或有症状——不思饮食

（3）病机特点——外感风寒，内兼气滞

2. 功用——疏散风寒，理气和中

3. 重要配伍

君　苏　叶 ⎰解表散寒
　　　　　 ⎱理气宽中 ⎱苏叶得香附之助，则调畅气机之功著

臣　香　附——行气解郁 ⎰香附借苏叶之升散，则可上行外达以祛邪

4. 配伍特点

辛温疏表与理气行滞相伍，表里同治，重在解表。

小青龙汤★★★ (《伤寒论》)

> 小青龙汤治水气，喘咳呕哕渴利慰，
>
> 姜桂麻黄芍药甘，细辛半夏兼五味。

1. 主治——外寒内饮证

（1）辨证要点 { 恶寒发热，无汗，喘咳，痰涎清稀而量多 / 舌苔白滑，脉浮

（2）或有症状 { 头身疼痛，胸痞，干呕，身体疼重，头面 / 四肢浮肿 / 痰饮喘咳，不得平卧

（3）病机特点——素有寒饮，复感风寒

2. 功用——解表散寒，温肺化饮

3. 配伍意义

| 君 | 麻　黄 桂　枝 } 发汗解表 { 开宣肺气以解喘咳之证 / 化气行水以利内饮之化 |

| 臣 | 干　姜 细　辛 } 温肺化饮，兼协麻、桂解表祛邪 |

佐	半　夏——燥湿化痰，和胃降逆
	五味子——敛肺止咳
	芍　药——和营养血

| 佐使 | 炙甘草 { 益气和中 / 调和辛散酸收之性 |

4. 配伍特点

辛散与酸收相配，散中有收；温化与敛肺相伍，开中有合。

5. 加减运用

兼有郁热烦躁者，治宜解表蠲饮，清热除烦。酌加石膏，即为"小青龙加石膏汤"。

6. 使用注意

因本方多温燥之品，故阴虚干咳无痰或痰热证者不宜。

止嗽散★★（《医学心悟》）

> 止嗽散中用白前，陈皮桔梗草荆添，
>
> 紫菀百部同蒸用，感冒咳嗽此方先。

1. 主治——风邪犯肺之咳嗽证

（1）辨证要点——咳嗽咽痒，微恶风发热，舌苔薄白

（2）或有脉症——咯痰不爽，脉浮缓

（3）病机特点——外感风邪咳嗽，或因治不如法，表解

　　　　　　　　不彻而咳仍不止

2. 功用——宣利肺气，疏风止咳

3. 配伍意义

君　紫　菀　┐
　　百　部　┘止咳化痰，对于新久咳嗽皆宜

臣　桔　梗——宣肺止咳　┐一宣一降，以复肺气之宣降

　　白　前——降气化痰　┘增强君药止咳化痰之力

佐　荆　芥——疏风解表，以祛在表之余邪

　　陈　皮——行气化痰

佐使　甘　草——合桔梗利咽止咳，兼能调和诸药

4. 配伍特点

温润平和，不寒不热；重在治肺，兼解表邪。

5. 使用注意

阴虚劳嗽或肺热咳嗽者不宜。

难点提示

1. 麻黄汤

本方证主要反映寒邪的致病特点，《伤寒论》谓之"太阳伤寒"。因证属卫郁营滞，单用麻黄发汗，只能解卫气之闭郁，所以又用透营达卫的桂枝为臣药，既助麻黄发汗解表，又畅行营阴，解除疼痛。

2. 桂枝汤

柯琴赞桂枝汤"为仲景群方之冠，乃滋阴和阳，调和营卫，解肌发汗之总方也"（《伤寒来苏集·伤寒附翼》卷上）。

桂枝汤证主要反映风邪的致病特点，《伤寒论》谓之"太阳中风"。外感风邪，风性开泄，卫得风而强，营不守而弱，故《伤寒论》称其为"卫强营弱"。然"阳强而不能密"，卫阳不能固护营阴，致令营阴不能内守而外泄，所以"卫强营弱"的实质是既有邪气亢盛的一面，又有"营卫俱弱"的一面，习惯上称其为表虚证。

方中桂枝与芍药等量合用，寓意有三：①针对卫强营弱，体现营卫同治，邪正兼顾；②相辅相成，桂枝得芍药，使汗而有源，芍药得桂枝，则滋而能化；③相制相成，散中有收，汗中寓补。此为本方外可解肌发表，内调营卫、阴阳的基本结构。

本方证中已有汗出，何以又用桂枝汤发汗？盖本方证之自汗，是由风寒外袭，卫阳不固，营阴失守，津液外泄所致。

桂枝汤虽曰"发汗",实寓解肌发表与调和营卫双重用意,外邪去而肌表固密,营卫和则津不外泄。故如法服用本方,于遍身微汗之后,则原证之汗出自止。

原书用法中"啜热稀粥",意在借水谷之精气充养中焦,不但易于酿汗,且使外邪速去而不致重感;"温覆令一时许"是避风助汗之意;"遍身染染微似有汗"标志着外邪已去,营卫和谐,腠理复固,津不外泄。

3. 九味羌活汤

原书服法中强调"视其经络前后左右之不同,从其多少大小轻重之不一,增损用之",明示本方药备六经,通治四时,运用当灵活权变,不可执一。

4. 小青龙汤

方中干姜、细辛合五味子是仲景用治寒饮射肺咳喘的常用组合。

素有痰饮,脾肺本虚,若纯用辛温发散,既恐耗伤肺气,又虑温燥伤阴,故佐以五味子敛肺止咳、芍药敛阴益营。二药既可增强止咳平喘之功,又可制约诸药辛散温燥太过之弊。

5. 止嗽散

本方原为外感咳嗽,经服解表宣肺药咳仍不止者设。"本方温润和平,不寒不热,既无攻击过当之虞,大有启门驱贼之势。是以客邪易散,肺气安宁。"(《医学心悟》卷三)

6. 类方比较

(1) 麻黄汤与桂枝汤 (表1-1)

表1-1　麻黄汤与桂枝汤比较表

麻黄汤	均用桂枝与甘草同属辛温解表之剂	麻、桂并用，佐以杏仁，发汗散寒力强，又能宣肺平喘，为辛温发汗之重剂主治外感风寒，肺气失宣所致恶寒发热，无汗而喘，脉浮紧之表实证
桂枝汤	用治外感风寒表证。症见恶寒发热，头痛，苔薄白，脉浮	桂、芍并用，佐以姜、枣，发汗解表之力逊于麻黄汤，但有调和营卫之功主治外感风寒，营卫不和所致发热头痛，汗出恶风，脉浮缓或浮弱之表虚证

（2）大青龙汤与小青龙汤（表1-2）

表1-2　大青龙汤和小青龙汤比较表

大青龙汤	均含麻黄、桂枝、炙草同能发汗解表用治外感风寒表证。症见恶寒发热，无汗，身疼，脉浮	所治证候系风寒表实重证兼里有郁热，属表寒里热证，尚见烦躁，脉浮紧故重用麻黄（六两），配伍生姜、杏仁、大枣与石膏，发汗力较强，兼清里热除烦
小青龙汤		所治证候系风寒束表（较轻），寒饮内停，属表寒里饮证，尚见喘咳甚至不得平卧，痰多清稀，胸痞，干呕，头身疼重，面浮肢肿，舌苔白滑故配伍干姜、细辛、半夏与五味子、芍药，发汗力虽较大青龙汤弱，但长于温肺化饮

第二节 辛凉解表剂

📖 **重点提示**

银翘散★★★ *（《温病条辨》）*

> 银翘散主上焦医，竹叶荆牛薄荷豉，
>
> 甘桔芦根凉解法，风温初感此方宜。

1. 主治——温病初起

（1）辨证要点——发热，微恶风寒，咽痛，口渴，脉浮数

（2）或有舌症 $\begin{cases} 无汗或有汗不畅，头痛，咳嗽 \\ 舌尖红，苔薄白或薄黄 \end{cases}$

（3）病机特点——风热犯卫，热蕴成毒

2. 功用——辛凉透表，清热解毒

3. 配伍意义

君 银 花
　 连 翘 $\Big\}$芳香清解 $\begin{cases} 疏散风热 \\ 清热解毒 \\ 辟秽化浊 \end{cases}$

臣 薄 荷
　 牛蒡子 $\Big\}$ $\begin{cases} 疏散上焦风热 \\ 清利头目 \\ 解毒利咽 \end{cases}$

　 荆芥穗
　 淡豆豉 $\Big\}$协君药以解表散邪

佐 芦 根
　 竹 叶 $\Big\}$清热生津

桔　梗——合牛蒡子宣肃肺气而止咳利咽

佐使 生甘草——合桔梗利咽止痛，兼可调和药性

4. 配伍特点

辛凉与辛温相伍，主以辛凉；疏散与清解相配，疏清兼顾。

5. 使用注意

（1）凡外感风寒及湿热病初起者禁用本方。

（2）注意煎服法及用量（银花、连翘用量宜重，荆芥穗和淡豆豉用量不宜过大）。

桑菊饮★★★ 《温病条辨》）

桑菊饮中桔梗翘，杏仁甘草薄荷饶，

芦根为引轻清剂，热盛阳明入母膏。

1. 主治——风温初起，邪客肺络证

（1）辨证要点——但咳，身热不甚，口微渴，脉浮数

（2）病机特点——邪犯肺络，肺失清肃

2. 功用——疏风清热，宣肺止咳

3. 配伍意义

君 桑　叶 { 疏散风热 / 清宣肺热而止咳 } ⎫
　　 菊　花 { 疏散风热 / 清利头目而肃肺 } ⎭ 疏散肺中风热

臣 杏　仁——肃降肺气 ⎫ 以复肺之宣降功能而止咳
　　 桔　梗——开宣肺气 ⎭

佐 薄　荷——疏散风热

　　 连　翘——透邪解毒

　　 芦　根——清热生津

使　　生甘草——调和诸药

4. 配伍特点

轻清疏风以解表，辛苦宣肃以止咳。

麻黄杏仁甘草石膏汤★★★ （《伤寒论》）

仲景麻杏甘石汤，辛凉宣肺清热良，

邪热壅肺咳喘急，有汗无汗均可尝。

1. 主治——外感风邪，邪热壅肺证

（1）辨证要点——身热不解，有汗或无汗，咳逆气急

（2）或有脉症——鼻扇，口渴，舌苔薄白或黄，脉浮
　　　　　　　　　 而数

（3）病机特点——表邪入里化热，壅遏于肺，肺失宣降

2. 功用——辛凉疏表，清肺平喘

3. 配伍意义

君　　麻　黄——宣肺平喘，⎱麻黄得石膏，宣肺平喘而
　　　　　　　解表散邪 ⎰不助热

　　　石　膏——清泄肺热⎱石膏得麻黄，清解肺热而
　　　　　　　以生津 ⎰不凉遏

臣　　杏　仁——宣利肺气以平喘咳
　　　　　　　⎱与麻黄相配则宣降相因
　　　　　　　⎰与石膏相伍则清肃协同

佐使　炙甘草——益气和中
　　　　　　　⎱防石膏寒凉伤中
　　　　　　　⎰更能调和于寒温宣降之间

4. 配伍特点

辛温与寒凉并用，共成辛凉之剂，宣肺而不助热，清肺

而不凉遏。

5. 加减运用

根据肺热与表郁的轻重，调整石膏与麻黄的用量配比，并酌情加味。

（1）如肺热甚，壮热汗出者，宜加重石膏用量，并酌加桑白皮，黄芩、知母以清泄肺热。

（2）表郁偏重，无汗或少，石膏用量宜减轻。

在表的风寒未尽，无汗恶寒，酌加荆芥、苏叶 }可助解表

在表的风热不解，微恶风寒，酌加薄荷、桑叶 }宣肺之力

柴葛解肌汤 ★ （《伤寒六书》）

> 柴葛解肌陶氏汤，邪在三阳热势张，
> 芩芍桔甘羌活芷，石膏大枣与生姜。

1. 主治——外感风寒，郁而化热证

（1）辨证要点——恶寒渐轻，身热增盛，头痛，眼眶痛，鼻干，脉浮微洪

（2）或有症状——无汗，目疼，心烦不眠，咽干耳聋，舌苔薄黄

（3）病机特点——太阳风寒未解，化热入里

2. 功用——解肌清热

3. 配伍特点

温清并用，三阳同治，表里兼顾，重在疏泄透散。

升麻葛根汤 ★ （《太平惠民和剂局方》）

> 《局方》升麻葛根汤，芍药甘草合成方，
> 麻疹初起不透，解肌透疹此方良。

1. 功用——解肌透疹

2. 主治——麻疹初起

　　　　——疹发不出，身热头痛，咳嗽，目赤流泪，口渴，舌红，苔薄而干，脉浮数

3. 配伍特点

辛凉与酸甘合法，主以升散清解，少佐酸敛益阴。

葱豉桔梗汤★（《重订通俗伤寒论》）

　　　　葱豉桔梗薄荷翘，山栀竹叶甘草，

　　　　热邪束肺嗽咽痛，风温初起此方疗。

1. 功用——疏风清热

2. 主治——风温初起证

　　　　——头痛身热，微恶风寒，咳嗽，咽痛，口渴，舌尖红，苔薄白，脉浮数

3. 配伍特点

辛凉与辛温同伍，透邪于外；清疏与清泻兼顾，导热于下。

难点提示

1. 银翘散

《温病条辨》称银翘散为"辛凉平剂"。方中银花、连翘作用有三（见上述），在透散卫分表邪的同时，兼顾了温热病邪易蕴结成毒及多挟秽浊之气的特点。荆芥、淡豆豉虽属辛温，但辛而不烈，温而不燥，少量配入大队辛凉解表方中，增强辛散透表之力。

原书用法的临床意义在于：①煮散剂型可取速效；②方中药物多为芳香轻宣之品，故不宜久煎，"过煎则味厚而入中焦矣"，体现了吴氏"治上焦如羽，非轻莫举"的用药原则；③根据病情轻重确定服药次数。

2. 麻杏甘石汤

临床见邪热壅肺之身热、喘咳、口渴、脉数，无论有汗、无汗，皆可用麻杏甘石汤加减而获效。方中石膏倍于麻黄，使本方不失为辛凉宣泄之剂。麻黄得石膏，宣肺平喘而不助热；石膏得麻黄，清泄肺热而不凉遏，又是相制为用。本方功用重在清宣肺热，不在发汗，故不能视本方为麻黄汤的药味加减方。

3. 类方比较——银翘散与桑菊饮（表1-3）

表1-3　银翘散与桑菊饮比较表

银翘散	均含连翘、桔梗、甘草、薄荷、芦根 同能疏散风热，辛凉解表 用治外感风热，邪在肺卫之证。症见发热，微恶风寒，头痛，舌尖红苔薄白，脉浮数	重用银花、连翘为君，配伍荆芥、豆豉、牛蒡子、竹叶，透表散邪之力强，且能清热解毒，为"辛凉平剂" 主治温病初起，风热犯卫，热毒较盛而以发热、咽痛、口渴为主
桑菊饮		用桑叶、菊花为君，配伍杏仁，宣肃肺气止咳之力大，而解表清热作用较弱，为"辛凉轻剂" 主治风温初起，风热客肺，邪浅病轻而以咳嗽为主，伴身微热、口微渴者

第三节　扶正解表剂

重点提示

败毒散★★★（《太平惠民和剂局方》）

　　人参败毒茯苓草，枳桔柴前羌独芎，

　　薄荷少许姜三片，四时感冒有奇功。

1. 主治——气虚外感风寒湿证

（1）辨证要点——憎寒壮热，头项强痛，肢体酸痛，无
　　　　　　　　汗，脉浮而重按无力

（2）或有舌症 $\begin{cases} 鼻塞声重，咳嗽有痰，胸膈痞满 \\ 舌苔白腻 \end{cases}$

（3）病机特点——气虚而风寒湿邪束表，痰湿内生，肺
　　　　　　　　气失宣

2. 功用——散寒祛湿，益气解表

3. 配伍意义

君　羌　活 $\Big]$ 祛风散寒，除湿止痛

　　独　活 $\Big]$ 通治一身上下风寒湿邪

臣　柴　胡——发散退热，助君解表

　　川　芎——行气活血，助君宣痹止痛

佐　桔　梗——宣肺 $\Big]$

　　枳　壳——降气 $\Big]$ 升降相合

　　前　胡——化痰 $\Big]$ 宽胸理气，化痰止咳

　　茯　苓——渗湿 $\Big]$

$$
人\ \ 参
\begin{cases}
扶助正气以鼓邪外出 \\
使祛邪不更伤正气 \\
防邪复入
\end{cases}
$$

佐使
$$
\begin{matrix}
生\ \ 姜 \\
薄\ \ 荷
\end{matrix}
\Big\}\ 为引，以助发散表邪
$$

$$
甘\ \ 草
\begin{cases}
调和诸药 \\
兼以和中
\end{cases}
$$

4. 配伍特点

主辛温以解表，辅宣肃以止咳，佐益气以祛邪。

参苏饮★★ (《太平惠民和剂局方》)

参苏饮内用陈皮，枳壳前胡半夏宜，

干葛木香甘桔茯，内伤外感此方推。

1. 主治——气虚外感，内有痰湿证

(1) 辨证要点——恶寒发热，无汗，头痛，咳嗽痰白，
胸脘满闷，倦怠无力，苔白脉弱

(2) 或有症状——鼻塞，气短懒言

(3) 病机特点——素体气虚，内有痰湿，复感风寒

2. 功用——益气解表，理气化痰

3. 配伍特点

散补同用，燥行合法，散不伤正，补不留邪，气顺痰消。

再造散★ (《伤寒六书》)

再造散用参芪甘，桂附羌防芎芍参，

细辛加枣煨姜煎，阳虚无汗法当谙。

1. 功用——助阳益气，解表散寒

2. 主治——阳气虚弱，外感风寒表证

$\begin{cases} 恶寒发热，热轻寒重，无汗肢冷，倦怠嗜卧 \\ 舌淡苔白，脉沉无力 \end{cases}$

麻黄细辛附子汤 ★（《伤寒论》）

> 麻黄细辛附子汤，发表温经两法彰，
>
> 若非表里相兼治，少阴反热曷能康。

1. 主治——素体阳虚，外感风寒表证

（1）辨证要点——发热，恶寒甚剧，神疲欲寐，脉沉

（2）或有症状——虽厚衣重被，其寒不解，脉微

（3）病机特点——素体阳虚，复感风寒

2. 功用——助阳解表

3. 配伍意义

$\left.\begin{array}{lll} 君 & 麻\quad黄 & ——发汗散寒解表 \\ 臣 & 炮附子 & ——温补阳气 \end{array}\right\}助阳解表$

佐　细　辛 $\begin{cases} 性善走窜 \\ 通彻表里 \end{cases}$ 既能祛风散寒，助麻黄解表
又可鼓动阳气，协附子助阳散寒

4. 配伍特点

解表与温里合法，辛温并用，助阳解表。

加减葳蕤汤 ★（《重订通俗伤寒论》）

> 加减葳蕤用白薇，豆豉生葱桔梗随，
>
> 草枣薄荷共八味，滋阴发汗此方魁。

1. 功用——滋阴解表

2. 主治——阴虚外感风热证

——头痛身热，微恶风寒，无汗或有汗不多，咳嗽，心烦，口渴，咽干，舌红，脉数

葱白七味饮★ (《外台秘要》)

葱白七味《外台》方，新豉葛根与生姜，
麦冬生地千扬水，血虚外感最相当。

1. **功用**——养血解表
2. **主治**——血虚外感风寒证

——病后阴血亏虚，调摄不慎，感受外邪，或失血之后，复感风寒，头痛身热，微寒无汗

难点提示

1. 气虚或阳虚外感风寒证常用配伍

气虚或阳虚者外感风寒，若单纯发汗解表，不仅使已虚之阳气再随汗泄而更虚，且因正虚不能抗邪外出而致邪恋不解。故本类方剂每由辛温解表的麻黄、羌活、防风、苏叶等与益气助阳的人参、黄芪、附子、细辛等构成益气解表、助阳解表方剂。

2. 败毒散

喻嘉言用败毒散治疗外邪陷里而成之痢疾，意即疏散表邪，表气疏通，里滞亦除，其痢自止。此种治法，称为"逆流挽舟"法。原方剂型为煮散，人参用量为全方的十分之一，寓有深意。

3. 麻黄细辛附子汤

本方用治大寒客犯肺肾所致咽痛声哑的机理是：麻黄散

寒宣肺，附子温壮肾阳，细辛协二药辛通上下，合用则具宣上温下、开窍启闭之功。此为以表里同治之方，易作上下同治之剂，乃灵活运用，异病同治之体现。

4. 类方比较

（1）败毒散与九味羌活汤（表1－4）

表1－4　败毒散与九味羌活汤比较表

败毒散	均含羌活、川芎、甘草 功能疏风散寒，祛湿解表 用治外感风寒湿邪证。症见恶寒发热，无汗，头痛项强，肢体酸楚疼痛，舌苔白，脉浮	配伍独活、柴胡、枳壳、桔梗、前胡、茯苓、生姜、薄荷与人参，功兼益气 所治证候兼有正气不足（属气虚外感证），痰阻气滞。尚见鼻塞声重，咳嗽 有痰，胸膈痞满，脉浮而无力
九味羌活汤		配伍防风、苍术、白芷、细辛与黄芩、生地，功兼清里热 所治证候兼有里热，尚见口苦微渴，舌苔或微黄

（2）参苏饮与败毒散（表1-5）

表1-5 参苏饮与败毒散比较表

参苏饮	均含人参、茯苓、甘草与枳壳、桔梗、前胡、生姜 同属益气解表剂 用治气虚外感风寒，兼痰阻气滞证。症见恶寒发热，无汗，头痛，鼻塞，咳嗽有痰，胸满，苔白，脉无力或弱	所治为风寒表证，且气虚程度较重，痰湿与气滞亦甚 尚见咳甚痰多色白，脘痞，倦怠无力，气短懒言，脉弱 以苏叶、葛根、人参益气解表为主，又增半夏、木香、陈皮等化痰行气之品
败毒散		所治为风寒夹湿之表证为主，气虚程度及痰阻气滞不重 主要表现为憎寒壮热，肢体酸痛，无汗，脉浮而重取无力 以羌活、独活、川芎、柴胡、薄荷祛邪为主

第二章 ▶ 泻下剂

★★★掌握大承气汤、温脾汤、十枣汤

★★熟悉泻下剂的概念、分类及使用注意

★★熟悉麻子仁丸、济川煎、黄龙汤

★了解大陷胸汤、大黄附子汤、三物备急丸、五仁丸、
　禹功散、增液承气汤

概　说

重点提示

概念★★

凡以通便、泻热、攻积、逐水等作用为主，用于治疗里实证的方剂，统称为泻下剂。

分类★★

寒下剂——里热积滞实证

温下剂——里寒积滞实证

润下剂——津枯肠燥所致大便秘结证

逐水剂——水饮壅盛于里之实证

攻补兼施剂——里实正虚证

使用注意★★

1. 如表证未解，里未成实者，不宜使用泻下剂。若表证未解而里实已成，宜用表里双解法。

2. 对年老体虚、病后伤津、亡血者，以及孕妇、产妇、月经期女性，均应慎用或禁用。

3. 泻下剂易伤胃气，故应得效即止，慎勿过剂。

4. 服药期间，应忌食油腻及不易消化的食物，以防重伤胃气。

第一节 寒下剂

📖 **重点提示**

大承气汤★★★ (《伤寒论》)

大承气汤用芒硝，枳实厚朴大黄饶，

救阴泻热功偏擅，急下阳明有数条。

1. 主治

阳明腑实证
热结旁流证
里实热证而见热厥、痉病、发狂者

(1) 辨证要点
　　痞——自觉胸脘有闷塞压重感
　　满——脘腹胀满，按之有抵抗
　　燥——肠中燥屎，干结不下
　　实——腹痛拒按，大便不通或下利清水而
　　　　　腹痛不减，以及谵语、潮热、脉实
　　　　　有力等

(2) 或有他症
　　频转矢气，脘腹痞满，腹痛拒按，按之硬，
　　　　甚或潮热谵语
　　手足濈然汗出，舌苔黄燥起刺，或焦黑燥
　　　　裂，脉沉实
　　下利清水，色纯青，其气臭秽，脐腹疼痛，
　　　　按之坚硬有块
　　口舌干燥，脉滑实

（3）病机特点——伤寒邪传阳明之腑，入里化热，并与
肠中燥屎结滞，腑气不通

2. 功用——峻下热结

$$
峻下热结
\begin{cases}
\begin{cases}
釜底抽薪\ \ 阳明腑实证 \\
\qquad\qquad\ \rbrace\ 痉病\ \ \rbrace\ 正治法 \\
急下存阴\ \ 发狂
\end{cases} \\
\begin{cases}
通因通用——热结旁流证 \\
\qquad\qquad\qquad\qquad\ \rbrace\ 反治法 \\
寒因寒用——热厥
\end{cases}
\end{cases}
$$

3. 配伍意义

君　大黄——攻积通便，荡涤肠胃邪热积滞

　　厚朴——行气消胀除满

臣　芒硝——泻热通便，润燥软坚，协大黄则峻下热结
　　　　　　之力尤增

　　枳实——下气开痞散结，助厚朴行气而除痞满

4. 配伍特点

苦辛通降与咸寒合法，泻下与行气并重，相辅相成。

5. 使用注意

（1）用量与用法讲究 $\begin{cases}厚朴用量倍于大黄 \\ 先煎枳、朴，后下大黄，汤成去 \\ \quad 滓后溶入芒硝，分温再服\end{cases}$

（2）本方为泻下峻剂，凡气虚阴亏、燥结不甚者，以及
年老、体弱等均应慎用。

（3）孕妇禁用。

（4）本方药力峻猛，应中病即止，慎勿过剂。

大陷胸汤★ (《伤寒论》)

大陷胸汤用硝黄,甘遂一克效力强,

擅疗热实结胸证,泻热逐水效专长。

1. 主治——大结胸证

(1) 辨证要点——心下硬满而痛不可近,苔黄舌燥,脉沉

(2) 或有症状——大便秘结,日晡潮热,或短气烦躁,
舌上燥而渴

(3) 病机特点——太阳病误治,邪热内陷,水热互结

2. 功用——泻热逐水

3. 配伍意义

君　　甘　遂——泻热散结,尤善峻下泻水逐饮

臣佐　大　黄——荡涤胸腹之邪热 ⎱ 相须为用,以泻热破
　　　芒　硝——泻热通滞,润燥 ⎰ 积、软坚通滞
　　　　　　　软坚

4. 配伍特点

寒下峻逐并用,前后分消,药简效宏。

5. 使用注意

(1) 煎药时,应先煎大黄。

(2) 本方药力峻猛,中病即止,以防过剂伤正。

(3) 素体虚弱者慎用。

难点提示

1. 大承气汤

本方既为治疗阳明腑实证之代表方,亦为寒下法之基础

方，后世众多泻下类方剂均由此方化裁而成。本方用治热结旁流者，乃取"通因通用"之义。燥屎坚结于里，胃肠欲排不能，逼迫津液从燥屎之旁流下，故下利清水、色纯青、气臭秽。可见"旁流"为现象，热结为本质，必伴脐腹疼痛、按之坚硬有块、口舌干燥、脉滑实。

2. 类方比较——三承气汤（表2-1）

表2-1　三承气汤比较表

大承气汤	均用等量大黄（四两）泻热通便主治阳明腑实证	厚朴倍大黄，先煎枳实、厚朴，后下大黄，芒硝烊化，泻下与行气并重，其功峻下
		主治痞、满、燥、实具备之阳明腑实重证
小承气汤		药少芒硝一味，且厚朴用量较大承气汤减少了四分之三，大黄倍厚朴，枳实亦少二枚，更三味同煎，其功轻下
		主治以痞、满、实为主之阳明腑实轻证
调胃承气汤		用大黄、芒硝而不用枳实、厚朴，且大黄与甘草同煎，取其和中调胃，下不伤正
		主治以燥实为主之阳明热结证

第二节　温下剂

重点提示

大黄附子汤★（《金匮要略》）

　　大黄附子细辛汤，散寒通便止痛良，
　　寒积里实服此方，邪去正安腹通畅。

1. 主治——寒积里实证

(1) 辨证要点——腹痛便秘，手足不温，苔白腻，脉弦紧

(2) 或有症状——胁下偏痛，发热

(3) 病机特点——里寒积滞内结，阳气不运

2. 功用——温里散寒，通便止痛

3. 配伍意义

君　　炮附子——温里助阳，散寒止痛 ⎱
臣　　大　黄——通导大便，荡涤肠道积滞 ⎰去性存用

佐　　细　辛 ⎰散寒结以止痛
　　　　　　　⎱又助附子温里祛寒

4. 配伍特点

苦寒辛热合法，相反相成，共成温下之法。

5. 使用注意

方中附子用量应大于大黄，以达温里散寒、泻结行滞之
目的。

温脾汤★★★《备急千金要方》卷十三）

温脾参附与干姜，甘草当归硝大黄，

寒热并行治寒积，脐腹绞痛非常。

1. 主治——阳虚冷积证

(1) 辨证要点——便秘腹痛，得温则缓，倦怠少气，手
　　　　　　　　足欠温，苔白，脉沉弦

(2) 或有症状——脐周绞痛，绕脐不止，不渴

(3) 病机特点——脾阳不足，寒积中阻

2. 功用——攻下冷积，温补脾阳

3. 配伍意义

君　　附　子——温脾阳以散寒凝 }
　　　　大　黄——荡涤泻下而除积滞 } 温下以攻逐寒积

臣　　芒　硝——软坚，助大黄泻下攻积

　　　　干　姜——温中助阳，增附子祛寒温阳之力

佐　　人　参——与附子、干姜相伍，有阳虚先益气之意

　　　　当　归——养血润燥，既润肠以资泻下，又使泻
　　　　　　　　　下而不伤正

佐使　甘　草——既助人参益气，又可调和诸药

4. 配伍特点

辛热甘温咸寒合法，寓补于攻，温下相成。

三物备急丸 ★ 《金匮要略》

　　　　三物备急巴豆研，干姜大黄炼蜜丸，
　　　　猝然腹痛因寒积，速投此方急救先。

1. 主治——寒实腹痛

（1）辨证要点——猝然心腹胀痛，痛如锥刺，气急口噤，
　　　　　　　　　大便不通

（2）病机特点——证由饮食不节，冷食积滞，阻结胃肠，
　　　　　　　　　或暴饮暴食之后，又复感寒邪，以致
　　　　　　　　　气机不行，甚则气机逆乱所致

2. 功用——攻下寒积

3. 配伍意义

君　　巴　豆——辛热峻下，"开窍宣滞，去脏腑沉寒"

臣　　干　姜——温中兼能散结，助巴豆辛热峻下，攻
　　　　　　　　逐肠胃冷积

佐　　大　　黄——荡涤胃肠积滞，推陈致新

4. 配伍特点

苦寒泻下与辛热峻下合法，相反相成，共成温下峻剂。

5. 使用注意

（1）若服药后不下，或下之不快，可服热粥以助药力。

（2）巴豆毒性较大，对胃肠刺激较强，当依据病情轻重选择剂量。

（3）孕妇、年老体弱者，均当慎用。

（4）若服用本方后泻下较剧烈，可以服冷粥止泻。

难点提示

1. 温脾汤

本方虽用苦寒之大黄、咸寒之芒硝泻下积滞，但与炮附子、干姜、人参、炙甘草等温补脾阳之品同用，硝、黄之寒性被制而泻下之用仍存，故为温下剂。

2. 类方比较——温脾汤与大黄附子汤（表2-2）

表2-2　温脾汤与大黄附子汤比较表

温脾汤（《备急千金要方》卷十三）	均含附子、大黄皆具温阳泻下、攻下寒积之功用治寒积腹痛便秘	配伍当归、干姜、人参、芒硝、甘草，寓温补于攻下之中，下不伤正主治脾阳不足、冷积阻滞之便秘腹痛，证属虚中夹实
大黄附子汤		配伍细辛，通便止痛，辛温宣通力强主治寒积腹痛之里实证

第三节　润下剂

重点提示

麻子仁丸★★ *(《伤寒论》)*

> 麻子仁丸小承气，杏芍麻仁治便秘，
>
> 胃热津亏解便难，润肠通便脾约济。

1. 主治——脾约证

（1）辨证特点——大便干结，小便频数，脘腹胀痛，舌
　　　　　　　　　红苔黄，脉数

（2）病机特点——肠胃燥热，脾津不足，肠道失于濡润

2. 功用——润肠泻热，行气通便

3. 配伍意义

君　麻子仁——质润多脂，润肠通便

臣　大　黄——泻热通便以通腑

　　杏　仁——肃降肺气而润肠

　　白　芍——养阴和里以缓急

佐　枳　实
　　厚　朴 ⎱ 行气破结消滞，以助腑气下行而通便

佐使　蜂　蜜——润燥滑肠，调和诸药

4. 配伍特点

泻下与润下相伍，泻而不峻，下不伤正。

5. 使用注意

用法中要求"饮服十丸",强调"渐加,以知为度",即应从小剂量逐渐加量,以取效为度。

五仁丸★ (《世医得效方》)

> 五仁柏子杏仁桃,松子陈皮郁李饶,
>
> 炼蜜为丸米饮下,润肠通便效力高。

1. 主治——津枯便秘

(1) 辨证特点——大便干燥,艰涩难出,以及年老或产后血虚便秘

(2) 病机特点——津枯肠燥,大肠传导失司

2. 功用——润肠通便

3. 配伍意义

君　　杏　仁——质润多脂,以滋肠燥,降肺气,利大肠传导之职

臣　　桃　仁——润燥滑肠,以助杏仁之力

　　　柏子仁——性多润滑

　　　郁李仁——质润性降,润滑肠道,专治肠胃燥热、大便秘结

　　　松子仁——润五脏,"治大肠虚秘"

佐　　陈　皮——理气行滞,使气行则大肠得以运化

4. 配伍特点

主以质润,润中寓行,肠肺同调。

5. 使用注意

孕妇慎用。

济川煎★★ (《景岳全书》)

> 济川归膝肉苁蓉,泽泻升麻枳壳从,
>
> 肾虚精亏肠中燥,寓通于补法堪宗。

1. 主治——肾虚便秘

(1) 辨证要点——大便秘结,小便清长,舌淡苔白,脉
沉迟

(2) 或有症状——腰膝酸软,头目眩晕,脉沉涩

(3) 病机特点——肾虚精亏,开阖失司

2. 功用——温肾益精,润肠通便

3. 配伍意义

君　肉苁蓉——温补肾精,暖腰润肠

臣　当　归——养血和血,润肠通便

　　牛　膝——补肾壮腰,善行于下

佐　枳　壳——宽肠下气助通便

　　泽　泻——渗利泄浊

佐使　升　麻——升举清阳,使清升浊降以助通便

4. 配伍特点

寓润下于温补之中,寄升清于降浊之内,为寓通于补之剂。

📖 **难点提示**

1. 麻子仁丸

本方虽取小承气汤意,用大黄、枳实、厚朴以泻热通便,
但大黄、厚朴用量俱从轻减,更取质润多脂之麻仁、杏仁、
芍药、白蜜等。一则益阴润肠通便,使腑气通,津液行;二
则甘润减缓小承气攻下之力。又剂型为丸剂,而且只服10小

丸，依次渐加，说明本方意在缓下，润肠通便。

2. 类方比较——济川煎与麻子仁丸（表 2-3）

表 2-3　济川煎与麻子仁丸比较表

济川煎	具润肠通便之功用治肠燥便秘	主治肾阳虚弱，精津不足之肾虚便秘，小便清长，舌淡苔白，脉沉迟，兼见腰膝酸软，头目眩晕
		方以肉苁蓉、当归温肾益精、养血润肠为主，配伍牛膝、枳壳、升麻、泽泻以升降结合，用水煎服
		寓通于补之中，寄降于升之内，为温润通便之剂
麻子仁丸		主治胃肠燥热，津液不足之脾约便秘，小便频数，舌苔微黄
		方以麻子仁、杏仁、白芍、蜂蜜滋阴润肠，与大黄、枳实、厚朴泻热通便并用，用蜜为丸
		攻润相合，为润肠缓下之剂

第四节　逐水剂

🖊 **重点提示**

十枣汤★★★（《伤寒论》）

　　十枣逐水效堪夸，大戟甘遂与芫花，
　　悬饮内停胸胁痛，大腹肿满用无差。

1. 主治

（1）悬饮

①辨证要点——咳唾胸胁引痛，脉沉弦

②或有症状——胸背掣痛不得息，心下痞硬胀满，干呕
短气，头痛目眩，舌苔滑

③病机特点——水饮壅盛，停于胸胁

（2）水肿

①辨证要点——一身悉肿，尤以身半以下为重，腹胀，
二便不利，脉沉实

②或有症状——喘满

③病机特点——水饮壅盛，泛溢肢体

2. 功用——攻逐水饮

3. 配伍意义

君　甘　遂——善行经隧之水湿 ⎫

臣　大　戟——善泻脏腑之水邪 ⎬ 峻下攻逐

　　芫　花——善消胸胁伏饮痰癖 ⎭

佐使　大　枣 ⎧ 益脾缓中，防止逐水伤及脾胃

（十枚）⎨ 缓和诸药毒性

　　　　⎩ 使邪去而不伤正，且寓培土制水之意

4. 配伍特点

主以峻下逐水，佐以甘缓补中。

5. 加减运用

舟车丸即十枣汤去大枣，加诸多破气之品，尤重加黑丑、
轻粉，其逐水之力峻猛，适用于水肿实证而病情急重者。

6. 使用注意

（1）本方服法乃"三药"为末，枣汤送服；"平旦"空

腹服之；从小剂量始，据证递加；"得快下利后"，停后服，
"糜粥自养"。

（2）因其逐水之力峻猛，只宜暂用，不可久服。

（3）孕妇忌服。

禹功散★《儒门亲事》

　　《儒门事亲》禹功散，牵牛茴香一同研，

　　行气逐水又通便，姜汁调下阳水痊。

1. 主治——阳水

（1）辨证特点——遍身水肿，腹胀喘满，大便秘结，小
　　　　　　　　　便不利，脉沉有力

（2）病机特点——水湿壅盛泛溢

2. 功用——逐水通便，行气消肿

3. 配伍特点

逐水通便之中佐辛散行气之品，方简药专。

难点提示

　　十枣汤方中三药峻猛有毒，易伤正气，故以大枣十枚为
佐，煎汤送服。本方用法有四：①三药等份为散，十枚大枣
煎汤送服。②每日1次，清晨空腹服用，从小量开始，以免
量大下多伤正。③服药得快利后，宜食糜粥以保养脾胃。
④水饮未尽去时，当视患者具体情况而定，可渐加量，次日
再投本方；如服药后精神疲乏，食欲减退，则宜暂停攻逐，
或与健脾补益剂交替使用。

第五节 攻补兼施剂

重点提示

黄龙汤★★ (《伤寒六书》)

> 黄龙枳朴与硝黄，参归甘桔枣生姜，
>
> 阳明腑实气血弱，攻补兼施效力强。

1. 主治——阳明腑实，气血不足证

(1) 辨证要点——大便秘结，腹痛拒按，身热口渴，神
疲少气，舌苔焦黄或焦黑，脉虚

(2) 或有症状——脘腹胀满，谵语，甚则循衣摸床，撮
空理线，神昏肢厥，下利清水，色纯青

(3) 病机特点——阳明热结腑实，兼气血两虚

2. 功用——攻下热结，益气养血

3. 配伍特点

峻下热结与补益气血并用，攻补兼施，以攻为主。

增液承气汤★ (《温病条辨》)

> 增液承气玄地冬，加入硝黄效力增，
>
> 热结阴亏大便秘，增水行舟肠腑通。

1. 主治——阳明热结阴亏证

(1) 辨证要点——燥屎不行，下之不通，口干唇燥，苔
黄，脉细数

(2) 或有症状——脘腹胀满，舌红

（3）病机特点——阳明温病，热结阴亏

2. 功用——滋阴增液，泄热通便

3. 配伍特点

重用甘寒，佐以苦寒，寓攻下于增水行舟之中，攻补兼施。

难点提示

1. 攻补兼施剂使用注意

对于里实积滞而正虚者，不攻则里实不去，只下则正气更伤；不补则正虚难复，纯补则里实愈坚。故惟有攻补兼施，邪正兼顾，方可两全。

2. 黄龙汤

因肺与大肠相表里，欲通胃肠，必先开宣肺气，故黄龙汤中配桔梗开宣肺气以通肠腑。合大黄，上宣下通，以降为主。

3. 类方比较——黄龙汤与新加黄龙汤（表2-4）

表2-4 黄龙汤与新加黄龙汤比较表

黄龙汤	均含大黄、芒硝与人参、当归、甘草、生姜 同为攻补兼施剂	含大承气汤之意，泻下热结之力强，适用于热结较甚兼气血不足者
新加黄龙汤	功能泻下热结，兼顾补益气血 用治阳明腑实，气血阴津不足者	以调胃承气汤缓下热结，滋阴增液之力强，适用于热结里实、气阴不足者

第三章 ▶ 和解剂

★★★ 掌握小柴胡汤、蒿芩清胆汤、四逆散、逍遥散、
　　　半夏泻心汤
★★ 熟悉和解剂的概念、分类和使用注意
★★ 熟悉痛泻要方
★ 了解达原饮

概　说

概念★★

　　凡以和解少阳、调和肝脾、调和寒热等作用为主，用于治疗伤寒邪在少阳、肝脾不和、寒热错杂的方剂，统称为和解剂。

分类★★

　　和解少阳剂——邪在少阳证
　　调和肝脾剂——肝脾不和证
　　调和寒热剂——寒热互结证

使用注意★★

　　1. 凡邪在肌表，未入少阳，或邪已入里，阳明热盛者，皆不宜使用和解剂。

　　2. 和解之剂，总以祛邪为主，故劳倦内伤、气血虚弱等纯虚证者，亦非本类方剂所宜。

第一节　和解少阳剂

小柴胡汤★★★（《伤寒论》）

　　小柴胡汤和解供，半夏人参甘草从，

更用黄芩加姜枣，少阳百病此方宗。

1. 主治

（1）伤寒少阳证

①辨证要点——往来寒热，胸胁苦满，默默不欲饮食，
心烦喜呕，口苦，咽干，目眩，舌苔薄
白，脉弦

②病机特点 $\begin{cases} \text{邪犯少阳，经气不利} \\ \text{胆热犯胃，胃失和降} \\ \text{伤寒邪犯少阳，病在半表半里，邪正相争} \end{cases}$

（2）热入血室证

①辨证要点——经水适断，寒热发作有时

②病机特点——妇人经期，感受风邪，邪热内传，热与
血结，血热瘀滞，疏泄失常

（3）疟疾、黄疸等病而见少阳证者

2. 功用——和解少阳

3. 配伍意义

君　柴　胡 $\begin{cases} \text{透解少阳之邪} \\ \text{疏泄气机之郁滞} \end{cases}$ ——外透

臣　黄　芩——清泄少阳之热——内清

佐　半　夏 $\Big\}$ 和胃降逆止呕
　　生　姜

　　人　参 $\Big\}$ 益气补脾 $\begin{cases} \text{扶正以祛邪} \\ \text{益气以御邪内传} \end{cases}$
　　大　枣

佐使　炙甘草——助参、枣扶正，且能调和诸药

4. 配伍特点

透散清泄以和解，升清降浊兼扶正。

5. 加减运用

(1) 胸中烦而不呕——为热聚于胸，去半夏、人参，加瓜蒌清热理气宽胸

(2) 渴者——是热伤津液，去半夏，加天花粉止渴生津

(3) 腹中痛——木来乘土，宜去黄芩，加芍药柔木缓急止痛

(4) 胁下痞硬——是瘀滞痰凝，去大枣，加牡蛎软坚散结

(5) 心下悸，小便不利——是水气凌心，宜去黄芩，加茯苓利水宁心

(6) 不渴，外有微热——是表邪仍在，宜去人参，加桂枝疏风解表

(7) 咳者——是素有肺寒留饮，去人参、大枣、生姜，加五味子、干姜温肺止咳

蒿芩清胆汤★★★ *（《通俗伤寒论》）*

俞氏蒿芩清胆汤，陈皮半夏竹茹襄，

赤苓枳壳兼碧玉，湿热轻宣此法良。

1. 主治——少阳湿热痰浊证

(1) 辨证要点——寒热如疟，寒轻热重，胸胁胀痛，吐酸苦水，舌红苔腻，脉弦滑数

(2) 或有舌症——舌红苔白腻，间现杂色，脉数而右滑左弦

(3) 病机特点——湿遏热郁，阻于少阳胆与三焦

2. 功用——清胆利湿，和胃化痰

3. 配伍意义

君　青　蒿——清透少阳邪热，又辟
　　　　　　秽化浊　　　　　　　　　┐既内清少阳湿热
　　黄　芩——善清胆热，并能燥湿　┘又能透邪外出

臣　竹　茹——清胆胃之热，化痰止呕
　　枳　壳——下气宽中，除痰消痞　┐
　　半　夏——燥湿化痰，和胃降逆　├热清湿化痰除
　　陈　皮——理气化痰，宽胸畅膈　┘

佐使　赤茯苓┐清热利湿
　　　碧玉散┘导湿热从小便而去

4. 配伍特点

芳香清透以畅少阳之枢机，苦燥降利以化湿郁之痰浊。

达原饮★ (《温疫论》)

　　　达原饮用槟朴芩，芍甘知母草果并，

　　　邪伏膜原寒热作，开膜辟秽化浊行。

1. 功用——开达膜原，辟秽化浊

2. 主治——温疫或疟疾，邪伏膜原证

　　　　——憎寒壮热，或一日三次，或一日一次，发无
　　　　　　定时，胸闷呕恶，头痛烦躁，脉数，舌边深
　　　　　　红，舌苔垢腻，或苔白厚如积粉

3. 配伍特点

苦温芳化与苦寒清热之中少佐酸甘，透达膜原而不伤阴。

难点提示

1. 小柴胡汤

本方所治少阳病邪既不在表，又不在里，而在表里之间，故禁用汗、吐、下三法，惟宜和解之法。方中柴胡与黄芩是和解少阳的基本结构。

2. 类方比较——小柴胡汤与蒿芩清胆汤（表3-1）

表3-1　小柴胡汤与蒿芩清胆汤比较表

小柴胡汤	均含黄芩、半夏、甘草 功能和解少阳 用治邪在少阳。 症见往来寒热、胸胁不适等	柴胡配黄芩，并伍人参、大枣，和解之中以透邪为主，兼能益气扶正 主治少阳病兼里气不足，胸胁不适特点是胸胁苦满，尚见心烦喜呕、默默不欲饮食、口苦、咽干、目眩、舌苔薄白、脉弦
蒿芩清胆汤		青蒿配黄芩，并伍竹茹、枳壳、陈皮、赤茯苓、碧玉散，和解之中以清胆为主，兼能清热利湿，理气化痰 主治少阳胆热偏重，兼有湿热痰浊，故寒热如疟、寒轻热重，胸胁不适特点是胸胁胀疼膈闷，尚见吐酸苦水、或呕黄涎而黏、甚则干呕呃逆、小便短少、舌红苔腻、脉弦滑数

第二节　调和肝脾剂

重点提示

四逆散★★★（《伤寒论》）

四逆散里用柴胡，芍药枳实甘草须，

此是阳邪成郁逆，敛阴泄热平剂扶。

1. 主治

（1）阳郁厥逆证

①辨证要点——手足不温，或腹痛，或泄利下重，脉弦

②病机特点——阳气内郁，不达四末

（2）肝脾不和证

①辨证要点——胁肋胀痛，脘腹疼痛，脉弦

②病机特点——肝气郁结，脾气壅滞

2. 功用——透邪解郁，疏肝理脾

3. 配伍意义

| 君 | 柴　胡 | 升发阳气 / 疏肝解郁 | 恰适肝体阴用阳之性 / 为疏肝法之基本配伍 |

君　柴　胡 ⎰升发阳气 ⎱疏肝解郁　⎱恰适肝体阴用阳之性 为疏肝法之基本配伍

臣　白　芍——敛阴养血柔肝

佐　枳　实——理气解郁，泄热破结

⎰与柴胡为伍，一升一降，增舒畅气机之功，并奏升清降浊之效

⎱与白芍相配，理气和血，使气血调和

佐使　炙甘草——调和诸药，益脾和中

4. 配伍特点

疏柔相合，以适肝性；升降同用，肝脾并调。

5. 加减运用

（1）原书加减

- 若咳者，加五味子、干姜以温肺散寒止咳
- 悸者，加桂枝以温心阳
- 小便不利者，加茯苓以利小便
- 腹中痛者，加炮附子以散里寒
- 泄利下重者，加薤白以通阳散结

（2）化裁方剂——柴胡疏肝散、逍遥散等

肝失疏泄，气郁血滞，症见胁肋疼痛、胸闷喜太息、情志抑郁易怒或嗳气、脘腹胀满、脉弦者，治当疏肝行气，活血止痛。可易枳实为枳壳，并加香附、川芎、陈皮，即"柴胡疏肝散"。

逍遥散★★★（《太平惠民和剂局方》）

逍遥散用当归芍，柴苓术草加姜薄，

散郁除蒸功最奇，调经八味丹栀着。

1. 主治——肝郁血虚脾弱证

（1）辨证要点——两胁作痛，神疲食少，或往来寒热，
或月经不调，脉弦而虚

（2）或有症状——头痛目眩，口燥咽干，乳房胀痛

（3）病机特点——肝郁血虚，脾弱不运

2. 功用——疏肝解郁，养血健脾

3. 配伍意义

君　柴　胡——疏肝解郁，使肝郁得以条达

臣　当　归——养血和血，乃血中气药 ┐疏肝养血
　　白　芍 ┌养血敛阴　　　　　　　　┘　柔肝
　　　　　 └柔肝缓急

佐　薄　荷 ┌疏散郁遏之气
　　　　　 └透达肝经郁热

　　烧生姜——降逆和中，且能辛散达郁

　　白　术 ┐　　　　 ┌实土以御木乘 ┐
　　茯　苓 ┘健脾益气 └使营血生化有源 ┘益气健脾和中

佐使　炙甘草——调和诸药

4. 配伍特点

疏柔合法，肝脾同调，气血兼顾。

5. 加减运用

主要根据肝郁、血虚、脾弱的侧重及肝郁的病机演变，酌情加减。

（1）肝郁气滞较甚——加香附、郁金、陈皮以疏肝解郁

（2）肝郁化火者——加丹皮、栀子以清热凉血，即"加味逍遥散"

（3）血虚甚者——加熟地养血（血虚有内热者，加生地），即黑逍遥散

（4）脾虚甚者——可加党参以益气健脾

痛泻要方★★（《丹溪心法》）

　　　　痛泻要方陈皮芍，防风白术煎丸酌，

　　　　补泻并用理肝脾，若作食伤医更错。

1. **主治**——脾虚肝郁之痛泻

（1）辨证要点——肠鸣腹痛，大便泄泻，泻必腹痛，泻
后痛缓，脉两关不调，脉左弦而右缓

（2）或有舌象——舌苔薄白

（3）病机特点——土虚木乘，肝脾不和，脾运失常

2. **功用**——补脾柔肝，祛湿止泻

3. **配伍意义**

君　　炒白术——补脾燥湿以培土　⎱
臣　　炒白芍——柔肝缓急以止痛　⎰ 土中泻木

佐　　炒陈皮 { 理气燥湿，醒脾和胃
　　　　　　　 助白术健脾祛湿以复运化

佐使　防　风 { 合白芍以助疏散肝郁
　　　　　　　　伍白术以鼓舞脾之清阳
　　　　　　　　并可祛湿以助止泻
　　　　　　　　又为脾经引经药

4. **配伍特点**

补脾柔肝，寓疏于补，扶土抑木。

难点提示

1. **逍遥散**

本方是由四逆散化裁而来，即四逆散去枳实，加当归、
薄荷与白术、茯苓、烧生姜而成。既是疏肝健脾的代表方，
又是妇科调经的常用方。柴胡在逍遥散中疏肝解郁，配当
归、芍药养血柔肝，补肝体而助肝用。

2. 类方比较

（1）四逆散与逍遥散（表3-2）

表3-2　四逆散与逍遥散比较表

四逆散	均含柴胡、芍药、甘草 同为调理肝脾 功能疏肝解郁 用治肝郁胁痛，肝脾不和证	配伍枳实，透邪、调气之力强，兼理脾行滞 原治阳郁厥逆之手足不温，后世用治肝郁脾滞证（病性属实），尚见脘腹疼痛、脉弦等
逍遥散		配伍当归、薄荷与白术、茯苓、烧生姜，养血疏肝之功优，兼健脾助运 主治肝郁血虚脾弱证（病性属虚夹杂），尚见神疲食少、月经不调、脉弦而虚等

（2）逍遥散与痛泻要方（表3-3）

表3-3　逍遥散与痛泻要方比较表

逍遥散	均含白术、芍药 同为调和肝脾剂 功能健脾柔肝 用治肝脾不和，证属虚实夹杂者	柴胡为君，配当归、薄荷合芍药，疏肝养血柔肝，补肝体助肝用；又伍茯苓、烧生姜、甘草合白术，益气健脾 全方气血兼顾，为疏肝健脾剂，重在疏肝养血，兼健脾复运以化生营血 主治肝郁血虚脾弱证（肝郁为主），症见两胁作痛、头痛目眩、口燥咽干、神疲食少，或月经不调、乳房胀痛，脉弦而虚者

· 68 ·

续表

痛泻要方	均含白术、芍药同为调和肝脾剂功能健脾柔肝用治肝脾不和。证属虚实夹杂者	白术为君，合芍药以土中泻木；又伍陈皮理气燥湿、醒脾和胃，防风舒脾升清、胜湿止泻兼散肝郁
		为扶土抑木剂，重在补脾祛湿止泻，兼以柔肝止痛
		主治脾虚肝旺之痛泻证（脾虚为主），症见肠鸣腹痛、大便泄泻、泻必腹痛、泻后痛缓、舌苔薄白、脉左弦而右缓

第三节 调和寒热剂

📖 重点提示

半夏泻心汤★★★ （《伤寒论》）

半夏泻心黄连芩，干姜甘草与人参，

大枣和之治虚痞，法在降阳而和阴。

1. 主治——寒热互结之痞证

(1) 辨证要点——心下痞，但满而不痛，或呕吐，肠鸣下利，舌苔腻而微黄

(2) 病机特点——小柴胡汤证误用攻下，损伤中阳，少阳邪热乘虚内陷，以致寒热互结，而成心下痞

2. 功用——寒热平调，散结除痞

3. 配伍意义

君　半　夏 { 散结除痞 / 降逆止呕 }

臣　干　姜——温中散寒

　　黄　芩 } 泄热开痞
　　黄　连

　（以上：寒热平调 / 辛开苦降）

佐　人　参 } 甘温益气，以补脾虚
　　大　枣

佐使　炙甘草——补脾和中而调诸药

4. 配伍特点

寒热平调以和阴阳，辛开苦降以调气机，补泻兼施以顾虚实。

难点提示

半夏泻心汤原治小柴胡汤证误行泻下，损伤中阳，寒从中生，少阳邪热乘虚内陷，以致寒热错杂，升降失常，气机痞塞而成心下痞。是由小柴胡汤去柴胡、生姜，加黄连、干姜而成。

第四章 ▶ 清热剂

★★★掌握白虎汤、竹叶石膏汤、清营汤、黄连解毒汤、导赤散、龙胆泻肝汤、清胃散、芍药汤、白头翁汤、青蒿鳖甲汤

★★熟悉清热剂的概念、分类及使用注意

★★熟悉犀角地黄汤、凉膈散、普济消毒饮、左金丸、泻白散、玉女煎

★了解清瘟败毒饮、清骨散、当归六黄汤

概　说

重点提示

概念★★

凡以清热、泻火、凉血、解毒等作用为主，用于治疗里热证的方剂，统称为清热剂。

分类★★

清气分热剂——热在气分证

清营凉血剂——热入血分证

清热解毒剂——温疫、温毒、火毒及疮疡疔毒等证

气血两清剂——疫毒或热毒充斥内外，气血两燔之证

清脏腑热剂——邪热偏盛于某一脏腑所致之热证

清虚热剂——热病后期，邪留阴分，阴液已伤之证

使用注意★★

1. 辨别里热所在部位及热证之真假、虚实。

2. 若邪热在表，治当解表；里热已成腑实，则宜攻下；表邪未解，热已入里，又宜表里双解。对于热邪炽盛，服寒凉剂入口即吐者，可用"治热以寒，温而行之"之反佐法。

第一节　清气分热剂

📖 **重点提示**

白虎汤★★★ *(《伤寒论》)*

> 白虎汤用石膏偎，知母甘草粳米陪，
>
> 亦有加入人参者，躁烦热渴舌生苔。

1. 主治——气分热盛证

（1）辨证要点——身大热，汗大出，口大渴，脉洪大

（2）或有症状——壮热面赤，烦渴引饮，恶热，

（3）病机特点——伤寒化热内传阳明之经，或温邪由卫

及气

2. 功用——清热生津

3. 配伍意义

君	生石膏	善清气分大热 清热而不伤阴	相须为用 清热除烦 生津止渴
臣	知　母	助石膏清泄肺胃之热 滋阴润燥，救已伤之阴津	
佐	粳　米	益胃生津，缓石膏、知母苦寒重降之性， 防大寒伤中之弊	
佐使	炙甘草	——调和诸药	

4. 配伍特点

重用辛寒清气，伍以苦寒质润，少佐甘温和中，则清不伤阴，寒不伤中。

5. 加减运用

汗、吐、下后，里热炽盛，而见身大热，汗大出，口大渴，脉洪大者；白虎汤证见有背微恶寒，或饮不解渴，或脉浮大而芤，证属气分热盛，气津两伤。以及暑热病见有身大热属气津两伤者。治宜清热与益气生津并用。可加益气生津之人参，即"白虎加人参汤"。

6. 使用注意

(1)"伤寒脉浮，发热无汗，其表不解者，不可与白虎汤。"

(2)"白虎本为达热出表，若其人脉浮弦而细者，不可与也；脉沉者，不可与也；不渴者，不可与也；汗不出者，不可与也。常须识此，勿令误也。"

竹叶石膏汤★★★ (《伤寒论》)

竹叶石膏汤人参，麦冬半夏竹叶灵，

甘草生姜兼粳米，暑烦热渴脉虚寻。

1. 主治——伤寒、温病、暑病余热未清，气津两伤证

(1)辨证要点 $\begin{cases} 身热多汗，气逆欲呕，烦渴喜饮 \\ 舌红少津，脉虚数 \end{cases}$

(2)或有症状——虚羸少气，或虚烦不寐

(3)病机特点——热病后期，余热未清，气阴两伤，胃气不和

2. 功用——清热生津，益气和胃

3. 配伍意义

君　石　膏——清热生津，除烦止渴 ⎞
臣　人　参——益气生津　⎫气阴双补 ⎬清补并行
　　麦　冬——生津清热 ⎭ ⎠

佐　半　夏——降逆和胃止呕

　　　　竹　叶——清热除烦

　　粳　米┓养胃和中

佐使　甘　草┛——调和诸药

4. 配伍特点

辛甘大寒与甘寒甘温合为清补之剂，清而不寒，补而不滞。

难点提示

1. 白虎汤

本方证为气分热盛，但未致阳明腑实，故不宜攻下；热盛津伤，又不能苦寒直折。惟以清热生津法最宜。吴瑭称本方为"辛凉重剂"（称桑菊饮为"辛凉轻剂"，银翘散为"辛凉平剂"）。

2. 竹叶石膏汤

本方为治疗热病后期，余热未清，气阴耗伤证之常用方。是由白虎汤去知母之苦寒，加人参、麦冬益气生津，竹叶除烦，半夏和胃而成。方中半夏虽温，但配伍于清热生津药中，其温燥之性去而降逆之用存，且有助于输转津液，使人参、麦冬补而不滞。故《医宗金鉴》言："以大寒之剂，易为清补之方。"

3. 类方比较——白虎汤与竹叶石膏汤（表4-1）

表 4 – 1   白虎汤与竹叶石膏汤比较表

白虎汤	均以石膏为君含粳米、甘草同能清热生津用治气分邪热伤津	配伍知母，清热之力较强，是大寒之剂 白虎汤主治气分热盛之证，为正盛邪实，里热内炽，故用石膏、知母之重剂，重在清热
竹叶石膏汤		配伍竹叶、人参、麦冬、半夏，清热之力较弱，益气养阴生津作用较佳，是清补之方，兼能和胃 所治证偏于余热未清，气阴已伤，故去知母，加竹叶助石膏清其余热并除烦渴，人参、麦冬益气生津，半夏和胃降逆止呕，而成清补兼施之剂

第二节   清营凉血剂

重点提示

清营汤★★★ （《温病条辨》）

清营汤治热传营，脉数舌绛辨分明，

犀地银翘玄连竹，丹麦清热更护阴。

1. 主治——热入营分证

(1) 辨证要点 $\begin{cases} 身热夜甚，神烦少寐，斑疹隐隐 \\ 舌绛而干，脉数 \end{cases}$

(2) 或有症状——时有谵语，目常喜开或喜闭，口渴或不渴

(3) 病机特点——邪热内传营分，耗伤营阴

2. 功能——清营解毒，透热养阴

3. 配伍意义

君　水牛角——清热解毒

臣　生地黄——清热凉血
　　　　　　　养阴

　　麦　冬——清热养阴
　　　　　　　生津

　　玄　参——滋阴降火
　　　　　　　解毒

甘寒养阴保津
助君药清营凉
血解毒

咸寒与甘寒并用
清营热而滋营阴
祛邪扶正兼顾

佐　银花
　　连翘 清热解毒，轻清透泄，"透热转气"

　　竹叶心——清心除烦

　　黄　连——清心解毒

　　丹　参 凉血清热
　　　　　　活血散瘀，可防热与血结

4. 配伍特点

辛苦甘寒以滋养清解，透热转气以入营清散。

5. 使用注意

应用本方尤当注重舌诊，以舌绛而干为要。原著云："舌白滑者，不可与也。"并在该条自注中又云"舌白滑，不惟热重，湿亦重矣，湿重忌柔润药"，以防滋腻而助湿留邪。

犀角地黄汤（原名芍药地黄汤）★★ 《小品方》，录自《外台秘要》）

犀角地黄芍药丹，血升胃热火邪干，
斑黄阳毒皆堪治，或益柴芩总伐肝。

1. 主治——热人血分证

(1) 辨证要点 $\begin{cases} \text{各种失血，斑色紫黑，神昏谵语，身热} \\ \text{舌红绛} \end{cases}$

(2) 或有症状——喜忘如狂，漱水不欲咽，大便色黑易

解，舌深绛起刺，脉数

(3) 病机特点——热扰心神，动血耗血，蓄血留瘀

2. 功用——清热解毒，凉血散瘀

3. 配伍意义

君　水牛角 $\begin{cases} \text{直入血分} \\ \text{凉血清心而解热毒} \end{cases}$

臣　生　地—— $\begin{matrix} \text{清热凉} \\ \text{血养阴} \end{matrix} \begin{cases} \text{既助犀角清热凉血} \\ \text{又复已失之阴血} \end{cases}$ $\left.\begin{matrix} \\ \\ \\ \\ \end{matrix}\right\}$ 以清为主，兼以补固

佐　赤　芍 $\begin{cases} \text{清热凉血} \\ \end{cases}$ 与水牛角、生地相配

　　丹　皮 $\begin{cases} \text{活血散瘀} \\ \end{cases}$ 凉血与散瘀并用

4. 配伍特点

咸苦甘寒，直入血分，清中有养，无耗血之弊；凉血散血，无留瘀之患。

5. 加减运用

原著记载："有热如狂者，加黄芩二两；其人脉大来迟，腹不满，自言满者，为无热，不用黄芩。"

📖 难点提示

1. 类方比较——清营汤与犀角地黄汤（表4-2）

表4-2　清营汤与犀角地黄汤比较表

清营汤	均含犀角、生地	配伍玄参、麦冬、银花、连翘、竹叶、黄连、丹参，轻清宣透之品，有"透热转气"之意 主治邪热初入营分，尚未动血。症见身热夜甚，神烦不寐，时有谵语，斑疹隐隐，舌绛而干，脉细数者
犀角 地黄汤		配伍芍药、丹皮，泄热散瘀，寓有"凉血散血"之意 主治热毒深入血分，已耗血动血。症见身热，出血，斑色紫黑，神昏谵语，舌红绛，脉数

第三节　清热解毒剂

🖊 **重点提示**

黄连解毒汤★★★（《外台秘要》）

黄连解毒汤四味，黄柏黄芩栀子备，

躁狂大热呕不眠，吐衄斑黄均可使。

1. 主治——三焦火毒热盛证

（1）辨证要点——大热烦躁，口燥咽干，舌红苔黄，脉数有力

（2）或有症状——错语不眠；或热病吐血、衄血；或热

　　　　甚发斑，或身热下痢，或湿热黄疸；
　　　　或外科痈疡疔毒，小便黄赤

（3）病机特点——火毒热盛，充斥三焦，波及上下内外

2. 功用——泻火解毒

3. 配伍意义

君　黄　连——清上焦心火，兼泻中焦之火

臣　黄　芩——清上焦之火

　　黄　柏——泻下焦之火

佐使　栀　子——清泻三焦之火，导热下行

4. 配伍特点

苦寒直折，泻火解毒，三焦并清。

5. 使用注意

本方为大苦大寒之剂，久服或过量易伤脾胃，非火盛者
不宜使用。

凉膈散★★ *（《太平惠民和剂局方》）*

　　　　凉膈硝黄栀子翘，黄芩甘草薄荷饶，
　　　　竹叶蜜煎疗膈上，中焦燥实服之消。

1. 主治——上中二焦火热证

（1）辨证要点——胸膈烦热，面赤唇焦，烦躁口渴，舌
　　　　　　　　红苔黄，脉数

（2）或有脉症——口舌生疮，睡卧不宁，谵语狂妄，咽
　　　　　　　　痛吐衄，便秘溲赤，或大便不畅，脉
　　　　　　　　滑数

（3）病机特点——脏腑积热聚于胸膈所致，以上、中二
　　　　　　　　焦见证为主

2. 功用——泻火通便，清上泄下

3. 配伍意义

君　连　翘——轻清透散 $\begin{cases} 长于清热解毒 \\ 透散上焦之热 \end{cases}$

臣　大　黄 $\rbrace$ 泻火通便，涤荡中焦燥热内结
　　芒　硝 $\rbrace$ 助君药清解上焦之邪热

佐　黄　芩——清胸膈郁热

　　山　栀——通泻三焦，引火下行

　　薄　荷——清头目利咽喉 $\begin{cases} 轻清疏散 \\ 助连翘、黄芩清泄上焦 \\ 郁热 \end{cases}$

　　竹　叶——清上焦之热

佐使　白　蜜 $\rbrace$ 既能缓和硝、黄峻泻之力，又能生津润燥
　　　甘　草 $\rbrace$ 调和诸药

4. 配伍特点

清上之中寓泻下之法，以泻代清。

普济消毒饮★★ (原名普济消毒饮子，《东垣试效方》)

　　　　普济消毒芩连鼠，玄参甘桔板蓝根，

　　　　升柴马勃连翘陈，薄荷僵蚕为末咀。

　　　　或加人参及大黄，大头天行力能御。

1. 主治——大头瘟

（1）辨证要点 $\begin{cases} 头面红肿焮痛，恶寒发热 \\ 舌红苔白兼黄，脉浮数有力 \end{cases}$

（2）或有症状——目不能开，咽喉不利，舌燥口渴

（3）病机特点——感受风热疫毒之邪，壅于上焦，发于
　　　　　　　　　　头面

2. 功用——清热解毒,疏风散邪

3. 配伍意义

君　黄　连　清热泻火解毒
　　黄　芩　祛上焦头面热毒　　　　清泄疫毒无凉遏
臣　升　麻　疏散风热,并引药达上　升散邪热不助焰
　　柴　胡　寓"火郁发之"意

佐　鼠粘子
　　连　翘　疏散头面风热,兼清热解毒,助君臣清头
　　僵　蚕　面之热
　　薄　荷

　　玄　参——滋阴,又可防苦燥升散之品伤阴
　　马　勃　清热解毒利咽
　　板蓝根

　　陈　皮——理气疏壅,以利散邪消肿

　　人　参——补气,扶正以祛邪

　　桔　梗——载药上行以助升、柴之力

佐使　甘　草　清利咽喉

4. 配伍特点

苦寒清泻与辛凉升散合法,清疏并用,药至病所,火郁发之。

难点提示

1. 黄连解毒汤

"胃中有燥屎,令人错语,热盛亦令人错语。若便秘而错语者,宜服承气汤;通利而错语者,宜服下四味黄连

解热汤（即黄连解毒汤）"（《外台秘要》）。可知黄连解毒汤证中的错语，是由火毒炽盛、上扰神明所致，与大承气汤证有别。

盖心为君火之脏，泻火必先清心，心火宁则诸经之火自降，故以黄连为君药。

2. "以泻为清"

是指采用泻下通便药物荡热于中，使之从下而泄，以达清泄胸膈郁热之目的。凉膈散为其代表方。

第四节　气血两清剂

📖 **重点提示**

清瘟败毒饮★（《疫疹一得》）

清瘟败毒地连芩，丹石栀甘竹叶寻，

犀角玄翘知芍桔，瘟邪泻毒亦滋阴。

1. 主治——温疫热毒，气血两燔证。

(1) 辨证要点——大热渴饮，头痛如劈，干呕狂躁，谵
　　　　　　　　语神昏，或吐衄发斑，舌绛唇焦，
　　　　　　　　脉数

(2) 或有脉症——四肢或抽搐，或厥逆；舌绛唇焦，脉
　　　　　　　　沉细而数，或沉数，或浮大而数。

(3) 病机特点——温疫热毒，充斥内外，气血两燔

2. 功用——清热解毒，凉血泻火

3. 配伍意义

石　膏
知　母 〉清气分之热而保津
甘　草

水牛角
生地黄
赤　芍 〉清热解毒，凉血散瘀
丹　皮

黄　芩
黄　连 〉通泻三焦火热
栀　子

玄　参——清热凉血

连　翘
竹　叶 〉清气分之热

桔　梗——载药上行

4. 配伍特点

法取白虎汤、黄连解毒汤和犀角地黄汤三方之义，气血两清，泻火解毒，以辛寒大清气分为主。

第五节　清脏腑热剂

📖 **重点提示**

导赤散★★★（《小儿药证直诀》）

导赤生地与木通，草梢竹叶四般攻，

口糜淋痛小肠火，引热同归小便中。

1. 主治——心经火热证

（1）辨证要点——心胸烦热，口渴，口舌生疮或小便赤涩，舌红脉数

（2）或有症状——口渴面赤，意欲饮冷，或小便刺痛

（3）病机特点——心经热盛或心热移于小肠

2. 功用——清心利水养阴

3. 配伍意义

君　生　地　$\begin{cases}入心肾经\\凉血滋阴以制心火\end{cases}$ $\Big\}$ 滋阴制火而不恋邪

　　木　通　$\begin{cases}上清心经之火\\下导小肠之热\end{cases}$ $\Big\}$ 利水通淋而不伤阴

臣　竹　叶——清心除烦，淡渗利窍，导心火下行

佐使　生甘草梢　$\begin{cases}清热解毒，直达茎中而止淋痛\\防木通、生地之寒凉伤胃\\调和诸药\end{cases}$

4. 配伍特点

甘寒与苦寒相合，利水不伤阴。

5. 使用注意

原为小儿而设，其乃稚阴稚阳、易寒易热、易虚易实之体。临证应用时，应据成人、小儿及火热虚实之异，相应增减生地、木通之用量，据证之需，易其君臣，以"变"中求"精"也。

龙胆泻肝汤★★★ （《医方集解》）

龙胆泻肝栀芩柴，生地车前泽泻偕，

木通甘草当归合，肝经湿热力能排。

1. 主治——肝胆实火上炎证，肝经湿热下注证

（1）辨证要点——口苦溺赤，舌红苔黄，脉弦数有力

①肝胆实火上炎证——头痛目赤，胁痛，口苦，耳聋，耳肿

②肝经湿热下注证——阴肿，阴痒，筋痿，阴汗，小便

　　　　　　　　　　　　淋浊，或妇女带下黄臭

（2）病机特点——肝胆实火上炎，肝经湿热下注

2. 功用——清泻肝胆实火，清利肝经湿热

3. 配伍意义

君　　龙胆草 $\begin{cases}泻肝胆实火 \\ 利肝经湿热，泻火除湿\end{cases}$

臣　　黄　芩 $\Big\}$ 苦寒泻火，燥湿清热，增君药泻火除湿
　　　　栀　子 $\Big\}$ 之力

佐　　泽　泻
　　　　木　通 $\begin{cases}渗湿泄热 \\ 导肝经湿热从水道而去\end{cases}$
　　　　车前子

　　　　当　归 $\Big\}$ 养血滋阴，使邪去而阴血不伤
　　　　生　地 $\Big\}$

佐使　柴　胡——$\begin{cases}疏畅肝胆之气，与生地、当归相伍以 \\ \quad 适肝体阴用阳之性 \\ 并能引诸药归于肝胆之经\end{cases}$

　　　　甘　草——调和诸药，护胃安中

4. 配伍特点

苦寒清利，泻中寓补，降中寓升，以适肝性。

左金丸★★ 《丹溪心法》

左金茱连六一丸，肝经火郁吐吞酸，

再加芍药名戊己，热泻热痢服之安。

1. 主治——肝火犯胃证

（1）辨证要点——呕吐吞酸，胁痛口苦，舌红苔黄，脉
弦数

（2）病机特点——肝郁化火，横逆犯胃，肝胃不和

2. 功用——清泻肝火，降逆止呕

3. 配伍意义

君　黄　连 $\begin{cases} \text{与吴茱萸相伍，可入肝经而清肝火清胃热} \\ \text{泻心火，寓"实则泻其子"之意} \end{cases}$

佐　吴茱萸 $\begin{cases} \text{辛开肝郁} \\ \text{苦降胃逆，助黄连和胃降逆} \\ \text{制黄连之寒，使泻火而不凉遏，苦寒而不} \\ \text{　　伤胃} \\ \text{引黄连入肝经} \end{cases}$

4. 配伍特点

辛开苦降，肝胃同治；寒热并用，主以苦寒。

泻白散★★ 《小儿药证直诀》

泻白桑皮地骨皮，甘草粳米四般宜，

参茯知芩皆可入，肺热喘嗽此方施。

1. 主治——肺热喘咳证

（1）辨证要点 $\begin{cases} \text{咳嗽气急，皮肤蒸热} \\ \text{舌红苔黄，脉细数} \end{cases}$

（2）病机特点——肺有伏火郁热

2. 功用——清泻肺热，止咳平喘

3. 配伍特点

甘寒清降，泻中寓补，培土生金。

清胃散★★★（《脾胃论》）

清胃散用升麻连，当归生地牡丹全，

或益石膏平胃热，口疮吐衄及牙宣。

1. 主治——胃火牙痛

（1）辨证要点——牙痛牵引头痛，口气热臭，舌红苔黄，
脉滑数

（2）或有症状——面颊发热，其齿喜冷恶热，口干舌燥，
基或牙宣出血，或牙龈红肿溃烂，或
唇舌腮颊肿痛

（3）病机特点——胃有积热，循经上攻

2. 功用——清胃凉血

3. 配伍意义

君　黄　连——直折胃腑之热

臣　升　麻——{ 清热解毒，以治胃火牙痛
轻清升散透发，可宣达郁遏之伏火，
取"火郁发之"之意

　　丹　皮——凉血清热

佐　生　地——凉血滋阴

　　当　归——养血活血，合丹皮消肿止痛，合生地
滋阴养血

使　升　麻——兼以引经

4. 配伍特点

苦寒辛散并用，降中有升，火郁发之。

5. 加减运用

《医方集解》载本方有石膏，其清胃之力更强。

玉女煎★★ （《景岳全书》）

玉女煎中地膝兼，石膏知母麦冬全，

阴虚胃火牙疼效，去膝地生温热痊。

1. 主治

（1）胃热阴虚证

①辨证要点——牙痛齿松，烦热干渴，舌红苔黄而干

②或有症状——头痛，牙衄

③病机特点——少阴不足，阳明有余

（2）消渴，消谷善饥等

2. 功用——清胃热，滋肾阴

3. 配伍意义

君　　石　膏——清阳明胃热生津止渴 ⎱清火壮水
臣　　熟　地——滋肾水之不足　　　 ⎰虚实兼顾

佐　　知　母——助石膏清胃热而止烦渴，助熟地黄滋
　　　　　　　 少阴而壮肾水

　　　麦门冬——清热养阴生津，既可养肺、助熟地滋
　　　　　　　 肾，寓金水相生之意，又能生津而润
　　　　　　　 胃燥

佐使　牛　膝——引热下行，且补肝肾

4. 配伍特点

甘寒清润合法，胃肾同治，泻实补虚，引热下行。

芍药汤★★★ (《素问病机气宜保命集》)

　　　芍药芩连与锦纹，桂甘槟木及归身，

　　　别名导气除甘桂，枳壳加之效若神。

1. 主治——湿热痢疾

（1）辨证要点——痢下赤白，腹痛里急，苔腻微黄

（2）或有脉症——里急后重，肛门灼热，小便短赤，脉
弦数

（3）病机特点——湿热壅滞肠中，气血失调

2. 功用——清热燥湿，调气和血

3. 配伍意义

君　黄　芩
黄　连 } 清热燥湿解毒，以除致病之因

臣　芍　药 { 缓急止痛
养血和营 } "行血则便脓自愈"
兼顾湿热邪毒熏灼
肠络，耗伤气血之虑 } 调和
气血

当　归——养血活血

木　香
槟　榔 } 行气导滞——"调气则后重自除"

佐　大　黄 { "通因通用"，合芩、连则清热燥湿之功著
合归、芍则活血行气之力彰

肉　桂 { 助归、芍行血和营
制芩、连苦寒之性

佐使　炙甘草——和中调药，与芍药相配，缓急止痛

4. 配伍特点

主以苦燥，辅以甘柔，佐温于寒，气血同调，通因通用。

白头翁汤★★★ (《伤寒论》)

白头翁治热毒痢，黄连黄柏佐秦皮，

清热解毒并凉血，赤多白少脓血医。

1. 主治——热毒痢疾

（1）辨证要点 { 下痢脓血，赤多白少，腹痛，里急后重
　　　　　　　 舌红苔黄，脉弦数

（2）或有症状——肛门灼热，渴欲饮水

（3）病机特点——热毒深陷血分，下迫大肠

2. 功用——清热解毒，凉血止痢

3. 配伍意义

君　　白头翁——清热解毒，凉血止痢

臣　　黄　连——泻火解毒，燥湿厚肠 } 助君药清热解毒
　　　黄　柏——清下焦湿热　　　　 } 燥湿止痢

佐使　秦　皮——清热解毒而兼以收涩止痢

4. 配伍特点

苦寒之中寓凉血之功，清燥之内存收涩之义。

难点提示

1. 导赤散

本方是钱乙根据小儿稚阴稚阳，易寒易热，易虚易实，病变快速的特点，治实证当防其虚，治虚证当防其实的用药原则而创制。本方证病机，《医宗金鉴》以"水虚火不实"五字括之，即水虚不甚，火实亦不显之意。

2. 龙胆泻肝汤

本方为治肝胆实火上炎，或肝经湿热下注的常用方。肝乃藏血之脏，若为实火所伤，阴血亦随之消耗；且方中以苦燥渗利之品居多，易伤阴血，故用当归、生地滋阴养血以顾肝体，使邪去而阴血不伤。

肝体阴而用阳，性喜条达而恶抑郁。火邪内郁，肝胆之气不疏；骤用大剂苦寒降泄之品，既恐肝胆之气被抑，又虑折伤肝胆生发之机，故用柴胡疏畅肝胆之气以防肝气被郁，并引诸药归于肝胆之经；而在普济消毒饮中柴胡合升麻疏散风热，寓有"火郁发之"之义，并协助诸药上达头面。

3. 左金丸

本方是治疗肝火犯胃，肝胃不和证的常用方。方中黄连与吴茱萸用量比例为 6∶1。

纯用苦寒之品，既恐郁结不开，又虑折伤中阳，故少佐辛热之吴茱萸，主入肝经，辛开肝郁，苦降胃逆，既可助黄连和胃降逆，又能制黄连之寒，使泻火而不凉遏，苦寒而不伤胃，并可引黄连入肝经。

4. 清胃散

本方为治胃火牙痛的常用方。胃为多气多血之腑，胃热可致血分亦热，甚至伤及血络，治当清胃火与凉血热并举。方以黄连为君、升麻为臣，黄连得升麻，降中寓升，则泻火而无凉遏之弊；升麻得黄连，则散火而无升焰之虞。

5. 类方比较

（1）左金丸与龙胆泻肝汤（表 4 - 3）

表4-3　左金丸与龙胆泻肝汤比较表

左金丸	皆用于肝火胁痛、口苦之症 同具清泻肝火之功	重用黄连为君，少佐吴茱萸 有降逆和胃之功，无清利湿热作用，泻火作用较弱 主治肝经郁火犯胃之呕吐吞酸等症
龙胆泻肝汤		龙胆草为君，配伍黄芩、山栀、泽泻、木通、车前子、生地、当归、柴胡、甘草 有清利湿热之功，无和胃降逆之能，泻火之力较强 主治肝经实火上炎之目赤耳聋，或肝经湿热下注之淋浊阴痒等症

（2）清胃散与泻黄散（表4-4）

表4-4　清胃散与泻黄散比较表

清胃散	均用清泻胃火之品（石膏或黄连） 皆有清胃热之功	以黄连为君，配伍升麻、生地、丹皮、当归 以清胃凉血为主，兼以升散解毒 主治胃有积热，火郁血热，循经上炎之牙痛，口气热臭，牙宣出血，舌红苔黄，脉滑数等
泻黄散		以石膏、山栀仁为君，配伍防风、藿香、甘草 清散并用，兼顾脾胃 主治脾胃伏火证，症见口疮口臭，烦渴易饥，舌红脉数，以及脾热弄舌等

（3）清胃散与玉女煎（表4-5）

表4-5　清胃散与玉女煎比较表

清胃散	皆用清泻胃火之品，用治胃火牙痛	以黄连为君，重在清胃火，属苦寒之剂；配伍升麻意在升散解毒，兼用生地、丹皮等凉血散瘀 功能清胃凉血，主治胃火炽盛之牙痛、牙宣等症，临证以牙痛牵引头痛、口气热臭、舌红苔黄、脉滑数为辨证要点
玉女煎		用石膏为君，清胃热，配伍熟地、知母、麦冬等滋阴之品，属清润之剂 功能清胃滋肾，主治胃火旺而肾水不足之牙痛及牙宣诸症，临证以牙痛齿松、烦热干渴、舌红苔黄而干为辨证要点

（4）白头翁汤与芍药汤（表4-6）

表4-6　白头翁汤与芍药汤比较表

白头翁汤	均含黄连同能治痢。症见腹痛，里急后重，下痢脓血，肛门灼热，苔黄，脉弦数	白头翁为君，配伍黄柏、秦皮 主治热毒血痢，乃热毒深陷血分，功能清热解毒、凉血止痢，使热毒解、痢止而后重自除
芍药汤		重用芍药，配伍黄芩、大黄、当归、木香、槟榔、肉桂、甘草 主治下痢赤白，属湿热痢，而兼气血失调证，治以清热燥湿与调和气血并进，且取"通因通用"之法，使"行血则便脓自愈，调气则后重自除"

第六节　清虚热剂

重点提示

青蒿鳖甲汤★★★ *(《温病条辨》)*

　　　　青蒿鳖甲知地丹，阴分热伏此方攀，

　　　　夜热早凉无汗者，从里达表服之安。

1. 主治——温病后期，邪伏阴分证

（1）辨证要点——夜热早凉，热退无汗，舌红苔少，脉

　　　　　　　　　细数

（2）病机特点——温病后期，阴液已伤，而余邪深伏阴分

2. 功用——养阴透热

3. 配伍意义

君　鳖　甲——直入阴分，滋阴退热 ⎫滋阴清热

　　青　蒿——清热透络，引邪外出 ⎭内清外透

臣　生　地——滋阴凉血 ⎫助鳖甲以养阴退虚热

　　知　母——滋阴降火 ⎭

佐　丹　皮——泄血中伏火——助青蒿清透阴分伏热

4. 配伍特点

滋中有清，清中有透，邪正兼顾，先入后出。

清骨散★ *(《证治准绳》)*

　　　　清骨散君银柴胡，胡连秦艽鳖甲辅，

　　　　地骨青蒿知母草，骨蒸劳热保无虞。

1. **功用**——清虚热，退骨蒸
2. **主治**——肝肾阴虚，虚火内扰证

        ——骨蒸潮热，或低热日久不退，形体消瘦，唇红颧赤，困倦盗汗，或口渴心烦，舌红少苔，脉细数

当归六黄汤★ (《兰室秘藏》)

        当归六黄治汗出，芪柏芩连生熟地，

        泻火固表复滋阴，加麻黄根功更异。

1. **功用**——滋阴泻火，固表止汗
2. **主治**——阴虚火旺盗汗

        ——发热盗汗，面赤心烦，口干唇燥，大便干结，小便黄赤，舌红苔黄，脉数

难点提示

    青蒿鳖甲汤与清营汤在立法时都注重"透热"二字，但青蒿鳖甲汤用鳖甲先入阴分滋阴，青蒿后出阳分透热。有"先入后出之妙"，意在透深伏阴分之邪热出阳分而解；而清营汤是透初入营分之邪热转从气分而解，即"透热转气"。虽作用途径不同，但治疗目的都是透邪外出。

第五章 ▮▶ 祛暑剂

★★★掌握清暑益气汤
★★熟悉祛暑剂的概念
★了解香薷散、六一散、桂苓甘露散

概　说

重点提示

概念★★

凡以祛除暑邪作用为主，用于治疗暑病的方剂，统称为祛暑剂。属于"八法"中之"清法"。

第一节　祛暑解表剂

重点提示

香薷散★（《太平惠民和剂局方》）

> 三物香薷豆朴先，散寒化湿功效兼，
> 若益银翘豆易花，新加香薷祛暑煎。

1. 主治——阴暑

(1) 辨证要点——恶寒发热，头痛身痛，无汗，胸脘痞闷，舌苔白腻，脉浮

(2) 或有症状——腹痛吐泻

(3) 病机特点——夏月乘凉饮冷，外感风寒，内伤于湿

2. 功用——祛暑解表，化湿和中

3. 配伍意义

君　　香　薷——辛温发散，为夏月解表之要药

臣　厚　朴——行气除满，燥湿运脾

佐　白扁豆——健脾和中，渗湿消暑

　　入酒少许——温经脉，通阳气，使药力畅达周身

4. 配伍特点

辛温芳香以解表，苦温燥化以和中。

5. 加减运用

暑温夹湿，复感于寒证。虽亦发热头痛，恶寒无汗（"形似伤寒"），胸闷不舒，舌苔白腻，但有口渴面赤，脉浮而数。治宜祛暑解表，清热化湿。可加金银花、连翘，扁豆改为扁豆花，变成"辛温复辛凉法"，即"新加香薷饮"（《温病条辨》）。

第二节　祛暑利湿剂

重点提示

六一散（原名益元散）★ （《黄帝素问宣明论方》）

　　六一滑石同甘草，解肌行水兼清燥，
　　统治表里及三焦，热渴暑烦泻痢保，
　　益元碧玉与鸡苏，砂黛薄荷加之好。

1. 组成——滑石　甘草

2. 功用——清暑利湿

3. 主治——暑湿证

　　　　——身热烦渴，小便不利，泄泻

4. 配伍特点——甘淡渗利以解暑，药简效专

桂苓甘露散★ (《黄帝素问宣明论方》)

> 桂苓甘露猪苓膏，术泽寒水滑石草，
>
> 清暑化气又利湿，发热烦渴吐泻消。

1. 功用——清暑解热，化气利湿

2. 主治——暑湿证

　　　　——发热头痛，烦渴引饮，小便不利，以及霍乱吐泻

3. 配伍特点

甘寒淡渗合法，清利并举，寓温化于渗利。

第三节　祛暑益气剂

重点提示

清暑益气汤★★★ (《温热经纬》)

> 王氏清暑益气汤，西瓜翠衣荷梗襄，
>
> 知麦石斛西洋参，黄连竹叶草粳方。

1. 主治——暑热气津两伤证

（1）辨证要点——身热汗多，口渴心烦，小便短赤，体
　　　　　　　　倦少气，脉虚数

（2）或有症状——精神不振

（3）病机特点——暑热侵袭，耗伤气津

2. 功用——清暑益气，养阴生津

3. 配伍意义

　君　　西瓜翠衣——清解暑热，生津止渴

西洋参——益气生津，养阴清热

臣　荷　梗——助西瓜翠衣清热解暑

　　麦　冬 ⎱
　　石　斛 ⎰ 助西洋参养阴生津清热

佐　黄　连——清热泻火

　　知　母——泻火滋阴

　　竹　叶——清热除烦

佐使　粳　米 ⎱
　　　甘　草 ⎰ 益胃和中，调和诸药

4. 配伍特点

甘寒苦寒合法，清补并举，气津兼顾。

难点提示

1. 祛暑剂中配伍祛湿药的注意事项

祛暑剂中每多配伍祛湿之品，是为常法，但须注意暑湿之主次轻重。如暑重湿轻者，则湿易从火化，祛湿之品不宜过于温燥，以免耗伤气津；若湿重暑轻，则暑为湿遏，甘寒之品又当慎用，以免阴柔碍湿。

2. 香薷散

本方散所治"阴暑"乃夏月乘凉饮冷，感受寒湿所致。外寒内湿之证，治当发散表寒、祛除里湿。

3. 桂苓甘露散

六一散合五苓散（见祛湿剂），再加石膏、寒水石而成，清暑利湿之力较大，宜于暑湿俱盛，证情较重者。

4. 类方比较——竹叶石膏汤与清暑益气汤（表 5 - 1）

表5-1 竹叶石膏汤与清暑益气汤比较表

竹叶石膏汤	均用竹叶、麦冬、粳米、甘草 均能清解暑热、益气生津 用于外感暑热、气津两伤证	配伍石膏、竹叶等品,清暑养阴生津之力较强,属清热剂 用于感受暑热、气津两伤之体倦少气、汗多脉虚者 主治热病之后,余热未清,气津两伤,胃气失和,尚见虚烦不寐,气逆欲呕者
清暑益气汤		配伍西瓜翠衣、西洋参等药,其清暑养阴生津功能较强,属祛暑剂 多用于热病之后,余热未尽,气阴两伤之虚烦者 主治夏令感受暑热,气津两伤,体倦,小便短赤者

第六章 ▶ 温里剂

★★★掌握理中丸、小建中汤、吴茱萸汤、四逆汤、当
　　归四逆汤
★★熟悉温里剂的概念、分类及使用注意
★★熟悉暖肝煎、黄芪桂枝五物汤
★了解回阳救急汤、大建中汤

概　说

重点提示

概念★★

凡以温里助阳、散寒通脉作用为主，用于治疗里寒证的方剂，统称为温里剂。

分类★★

温中祛寒剂——中焦虚寒证

回阳救逆剂——阳气衰微，阴寒内盛，甚或阴盛格阳、戴阳的危重病证

温经散寒剂——寒凝经脉证

使用注意★★

1. 多由辛温燥热之品组成，临床使用时必须辨别寒热之真假，真热假寒证禁用。

2. 素体阴虚或失血之人亦应慎用，以免重伤阴血。

3. 若阴寒太盛或真寒假热，服药入口即吐者，可反佐少量寒凉药物，或热药冷服，避免格拒。

第一节 温中祛寒剂

重点提示

理中丸★★★ (《伤寒论》)

理中丸主理中乡，甘草人参术黑姜，

呕利腹痛阴寒盛，或加附子总扶阳。

1. 主治

脾胃虚寒证

阳虚失血证

中阳不足，阴寒上乘之胸痹；脾气虚寒，不能摄津之病后
多涎唾；中阳虚损，土不荣木之小儿慢惊；食饮不节，
损伤脾胃阳气，清浊相干，升降失常之霍乱等

（1）辨证要点——脘腹疼痛，喜温喜按，呕吐便溏，脘痞
食少，畏寒肢冷，舌淡苔白，脉沉细

（2）或有脉症——①口淡不渴，舌质淡、苔白润，脉沉
细或沉迟无力（脾胃虚寒证）

②便血、吐血、衄血或崩漏等，血色
暗淡，质清稀，面色㿠白，气短神
疲，脉沉细或虚大无力

（3）病机特点——脾胃虚寒

2. 功用——温中祛寒，补气健脾

3. 配伍意义

君　干　姜——温脾暖胃，助阳祛寒⎤
臣　人　参——益气健脾，补虚助阳⎦温中健脾

佐　白　术——健脾补虚以助阳，燥湿运脾以助生化

佐使　炙甘草⎰与参、术以助益气健脾，补虚助阳
　　　　　　⎰缓急止痛
　　　　　　⎱调和诸药

4. 配伍特点

辛热甘苦合方，温补并用，补中寓燥。

5. 加减运用

（1）本方在《金匮要略》中作汤剂，称"人参汤"。理中丸方后亦有"然不及汤"四字。盖汤剂较丸剂作用强而迅速，临床可视病情之缓急酌定剂型。

（2）随证加减

①寒甚者，可重用干姜。

②虚基者，可重用人参。

③虚寒并重者，干姜、人参并重。

④脾胃虚寒，或脾肾阳虚证，可加附子（即《太平惠民和剂局方》"附子理中丸"）、肉桂以增强温阳祛寒之力。

⑤脾胃虚寒而外兼风寒表证（表里俱寒），症见下利不止、心下痞硬，伴恶寒发热、头身疼痛、舌淡苔白滑、脉浮虚者。治宜温阳健脾，兼解表寒，表里同治。当用人参汤加桂枝，即"桂枝人参汤"（《伤寒论》）。

6. 使用注意

本方临证服后，当"饮热粥"，且温覆"勿发揭衣被"。药后当觉腹中似有热感，若"腹中未热"，则应适当加量，

"益至三四丸"，或易为汤剂。

小建中汤★★★ （《伤寒论》）

> 小建中汤芍药多，桂姜甘草大枣和，
>
> 更加饴糖补中脏，虚劳腹痛服之瘥。

1. 主治——中焦虚寒，肝脾不和，阴阳不和证

(1) 辨证要点——腹中拘急疼痛，喜温喜按，舌淡，脉细弦

(2) 或有症状 $\begin{cases} 心中悸动，虚烦不宁，面色无华 \\ 手足烦热，咽干口燥 \end{cases}$

(3) 病机特点——中焦虚寒，肝脾失调，阴阳不和

2. 功用——温中补虚，和里缓急

3. 配伍意义

君　饴　糖——温中补虚，缓急止痛 ⎤辛甘化阳，
臣　桂　枝——温助脾阳，祛散虚寒 ⎦温中益气

白　芍—— $\begin{cases} 滋养营阴，以补营血之亏虚 \\ 伍饴糖酸甘化阴，养阴缓急而止腹痛拘急 \\ 与桂枝相配，调和营卫、燮理阴阳 \end{cases}$

佐　生　姜——助桂枝温胃散寒 ⎤调营卫，和阴阳
　　大　枣——助饴糖补益脾虚 ⎦

佐使　炙甘草—— $\begin{cases} 益气补虚 \\ 缓急止腹痛 \\ 助君臣以化阴阳 \\ 调和诸药 \end{cases}$

4. 配伍特点

辛甘酸甘合化以调和阴阳，重用甘温质润以抑木缓急。

5. 使用注意

呕家，或中满者，不宜使用。

吴茱萸汤★★★ （《伤寒论》）

> 吴茱萸汤人参枣，重用生姜温胃好，
>
> 阳明寒呕少阴利，厥阴头痛皆能保。

1. 主治

（1）辨证要点

①胃寒呕吐证。食谷欲呕，或兼胃脘疼痛，吞酸嘈杂，舌淡，脉沉弦而迟

②肝寒上逆证。干呕吐涎沫，头痛，颠顶痛甚，舌淡，脉沉弦

③肾寒上逆证。呕吐下利，手足厥冷，烦躁欲死，舌淡，脉沉细

（2）病机特点——一为阳明寒呕，二为厥阴头痛，三为少阴吐利

2. 功用——温中补虚，降逆止呕

3. 配伍意义

君　吴茱萸——{ 温胃散寒 / 温暖肝肾 / 降逆止呕 } "能下三阴之逆气"

臣　生　姜——温胃散寒，降逆止呕

　　　　　　与君相须为用，温降并行，颇宜阴寒气逆之机

佐　人　参——补益中焦脾胃之虚 } 补益中气

佐使　大　枣——益气补脾，调和诸药

与君臣合用，使清阳得升，浊阴得降，

遂成补虚降逆之剂

4. 配伍特点

肝肾胃三经同治，温降补三法并施，以温降为主。

大建中汤 ★ 《金匮要略》

大建中汤建中阳，蜀椒干姜参饴糖，

阴盛阳虚腹冷痛，温补中焦止痛强。

1. 主治——中阳虚衰，阴寒内盛之脘腹疼痛

（1）辨证要点——腹痛连及胸脘，痛势剧烈，呕吐剧烈，
手足厥冷，舌质淡，苔白滑，脉沉紧

（2）或有症状——心胸中大寒痛，呕不能食，腹中寒，
上冲皮起，出见有头足，上下痛而不
可触近，舌苔白滑，脉细沉紧，甚则
肢厥脉伏

（3）病机特点——中阳虚衰，阴寒内盛

2. 功用——温中补虚，缓急止痛

3. 配伍意义

君　蜀　椒——温脾胃，助命火，散寒止痛

臣　干　姜——温脾暖胃，助蜀椒散寒之力

　　饴　糖——温补中虚，缓急止痛，助蜀椒止痛之功

佐　人　参——补脾益气，补虚助阳，
合饴糖重建中脏，缓急止痛，又使中
气旺则邪不可干

4. 配伍特点

纯用辛甘，温补兼施，以温为主。

📖 **难点提示**

1. 小建中汤与桂枝汤

小建中汤由桂枝汤倍芍药，重加饴糖而成。虽组成相近，然理法有异。桂枝汤以桂枝为君，桂枝与芍药用量相等，具有解肌发表、调和营卫之功，主治外感风寒表虚，营卫不和证；小建中汤以饴糖为君，具有温中补虚、缓急止痛之功，芍药倍桂枝，意在温中缓急，主治中焦虚寒、虚劳里急证。

2. 类方比较

（1）理中丸与小建中汤（表6-1）

表6-1 理中丸与小建中汤比较表

理中丸	均能温中祛寒 用治中焦虚寒 之腹痛证	干姜为君，配伍人参、白术、炙甘草，纯为辛甘温热之品 纯用温补，以温中健脾为主 适用于中焦虚寒，里寒偏重，运化升降失常所致者。症见脘腹冷痛，喜温喜按，呕吐便溏，脘痞食少，畏寒肢冷，口不渴，苔白润，脉虚沉细或沉迟无力
小建中汤		饴糖为君，配伍桂枝、芍药、炙甘草、生姜、大枣，辛甘化阳为主，兼以酸甘化阴，温补之中配以调理肝脾之品，重在温中补虚、缓急止痛 适用于中焦虚寒，肝脾失和，化源不足，气血阴阳俱虚所致病证。症见脘腹拘急疼痛，喜温喜按，神疲乏力，虚怯少气，舌淡苔白，脉细弦

（2）大建中汤与小建中汤（表6-2）

表6-2　大建中汤与小建中汤比较表

小建中汤	均用胶饴 功能温中补虚 用治中焦虚寒 之腹痛证	饴糖为君，配伍桂枝、芍药、炙甘草、生姜、大枣，辛甘化阳为主，兼以酸甘化阴 以辛甘为主，佐重剂芍药，寓酸甘化阴之意，阴阳并补，但以温阳为主 主治中焦虚寒之虚劳里急，腹中拘急疼痛，喜温喜按，舌淡苔白，脉细弦
大建中汤		蜀椒为君，配伍干姜、人参，纯用辛甘之品 温建中阳 纯用辛甘之品温建中阳，其补虚散寒之力较小建中汤为峻，且有降逆止呕之功 主治中阳虚衰，阴寒内盛证，胸腹寒痛，痛势剧烈，或腹部见块状物上下攻撑作痛，呕不能食，舌苔白滑，脉沉紧，甚或肢厥脉伏

（3）吴茱萸汤与理中丸（表6-3）

表6-3 吴茱萸汤与理中丸比较表

吴茱萸汤	均用人参 功能温中补虚 用治中焦虚寒 证。症见脘痛， 呕吐，下利， 畏寒肢冷，舌 淡，脉沉迟	吴茱萸为君，重用生姜，又配大枣 重在温降肝胃止呕 主治肝胃虚寒，浊阴上逆证，病在肝胃，以呕吐、颠顶头痛为主症，舌淡苔白滑，脉沉弦
理中丸		干姜为君，又配白术、炙甘草 重在温补脾胃，并能燥湿运脾 主治脾胃虚寒证，病在脾胃纳运无权、升降失常，以腹痛喜温喜按，大便溏泻为主症，舌淡苔白润，脉沉细

第二节 回阳救逆剂

重点提示

四逆汤★★★（《伤寒论》）

四逆汤中姜附草，阳衰寒厥急煎尝，

腹痛吐泻脉沉细，急投此方可回阳。

1. 主治——少阴病，心肾阳衰寒厥证

（1）辨证要点——四肢厥逆，神衰欲寐，面色苍白，脉微细

（2）或有舌症——恶寒蜷卧，腹痛下利，呕吐不渴，舌苔白滑

（3）病机特点——少阴心肾阳衰，阴寒内盛；亦可太阳
病误汗亡阳所为

2. 功用——回阳救逆

3. 配伍意义

君　生附子 ｛ 温壮心肾之阳
　　　　　 回阳破阴以救逆

臣　干　姜 ｛ 温中散寒，助阳通脉
　　　　　 与附子相须为用，以增温里回阳之力

佐使　炙甘草 ｛ 益气补中
　　　　　　 甘缓姜、附峻烈之性，使其破阴回阳而无
　　　　　　 　　　　暴散之虞
　　　　　　 调和药性，并使药力持久

4. 配伍特点

大辛大热以速挽元阳，少佐甘缓防虚阳复耗。

5. 加减运用

（1）若利止而四逆证仍在，是气血（津）大伤之故。治
宜回阳救逆，益气固脱。可加大补元气之人参以益气固脱，
即"四逆加人参汤"（《伤寒论》）。

（2）除"少阴四逆"外，更有"身反不恶寒，其人面色
赤，或腹痛，或干呕，或咽痛，或利止，脉不出"等，是阴
盛格阳、真阳欲脱之危象。治宜破阴回阳，通达内外。重用
姜、附用量，即"通脉四逆汤"（《伤寒论》）。

6. 使用注意

若服药后出现呕吐拒药者，可将药液置凉后服用。本方
纯用辛热之品，中病手足温和即止，不可久服。真热假寒者
禁用。

回阳救急汤★ (《伤寒六书》)

> 回阳救急用六君，桂附干姜五味群，
>
> 加麝三厘或胆汁，三阴寒厥建奇勋。

1. 功用——回阳固脱，益气生脉

2. 主治——寒邪直中三阴，真阳衰微证

3. 配伍特点

辛热甘温相配，回阳补中兼顾，辛香酸涩相伍，以防阳气散越。

📖 **难点提示**

1. 四逆汤

本方是回阳救逆的基础方。《素问·生气通天论》曰："阳气者，精则养神，柔则养筋。"阳衰寒盛之证，心阳衰微，神失所养，肾阳衰微，不能暖脾，升降失调，当回阳破阴救逆。非纯阳大辛大热之品，不足以破阴寒，回阳气，救厥逆。

2. 回阳救急汤

本方是以四逆汤合六君子汤，再加肉桂、五味子、麝香组成。

第三节　温经散寒剂

📖 **重点提示**

当归四逆汤★★★ (《伤寒论》)

> 当归四逆桂枝芍，细辛甘草通草着，

再加大枣治阴厥，脉细阳虚由血弱。

1. 主治——血虚寒厥证

（1）辨证要点——手足厥寒，舌淡苔白，脉细欲绝

（2）或有脉症——或腰、股、腿、足、肩臂疼痛，口不
渴，脉沉细

（3）病机特点——营血虚弱，寒凝经脉，血行不利

2. 功用——温经散寒，养血通脉

3. 配伍意义

君　　当　归——养血和血以补虚

　　　　桂　枝——温经散寒通脉

臣　　白　芍——养血和营

　　　　细　辛——温经散寒，增桂枝温通

佐　　通　草——通利经脉以畅血行

　　　　大　枣——养血补虚 $\left\{\begin{array}{l}\text{既合归、芍以补营血}\\\text{又防桂枝、细辛燥烈太过，}\\\text{伤及阴血}\end{array}\right.$

佐使　炙甘草——益气健脾，兼调药性

4. 配伍特点

辛温甘酸并用，温通不燥，补养不滞。

黄芪桂枝五物汤★★ 《金匮要略》

黄芪桂枝五物汤，芍药大枣与生姜，
益气温经和营卫，血痹风痹功效良。

1. 主治——血痹

（1）辨证要点——肌肤麻木，或身体不仁，微恶风寒，
舌淡，脉微涩而紧

（2）病机特点——营卫气血不足，风寒之邪乘虚客于血
　　　　　　　脉，使血行滞涩运行不畅

2. 功用——益气温经，和血通痹

3. 配伍意义

君　黄　芪——补在表之卫气　桂枝得黄芪，益气而振奋

臣　桂　枝——散风寒而温经　卫阳黄芪得桂枝，则固表
　　　　　　　通痹　　　　　　　而不留邪

　　芍　药——养血和营，濡养肌肤以通血痹，与桂枝合
　　　　　　　用，调营卫而和表里

佐使　生　姜——疏散风邪，以助桂枝之力　和营卫，
　　　大　枣——益气养血，以资黄芪、芍　调诸药
　　　　　　　药之功

4. 配伍特点

辛温甘酸合法，益气而和营卫，固表而不留邪。

暖肝煎★★ （《景岳全书》）

　　　暖肝煎中杞茯归，茴沉乌药姜肉桂，

　　　　下焦虚寒疝气痛，温补肝肾此方推。

1. 主治——肝肾不足，寒滞肝脉证
（1）辨证要点——睾丸疝气或少腹疼痛，畏寒喜温，舌
　　　　　　　淡苔白，脉沉迟
（2）或有脉症——睾丸冷痛，疝气痛
（3）病机特点——肝肾不足，寒客肝脉，气机郁滞

2. 功用——温补肝肾，行气止痛

3. 配伍意义

君　　肉　桂——温肾暖肝，祛寒止痛 ⎫
　　　小茴香——暖肝散寒，理气止痛 ⎭ 温肾暖肝散寒

臣　　当　归——养血补肝 ⎫
　　　枸杞子——补肝益肾 ⎭ 补肝肾之不足治其本

　　　乌　药 ⎫
　　　沉　香 ⎭ 行气止痛，以去阴寒冷痛之标

佐　　茯　苓——渗湿健脾

　　　生　姜——散寒和胃，扶脾暖胃，顾护后天

4. 配伍特点

辛散甘温合法，纳行散于温补，肝肾兼顾。

📖 难点提示

1. 当归四逆汤

本方由桂枝汤去生姜，倍大枣，加当归、通草、细辛组成，为治疗血虚寒厥证之常用方。本证系由营血虚弱，寒凝经脉，血行不利所致。法当温经散寒，养血通脉。

2. 暖肝煎

本方为治疗肝肾不足、寒凝气滞之睾丸疝气或少腹疼痛的常用方。方中肉桂与小茴香合用，温肾暖肝散寒。当归养血补肝、枸杞子补肝肾，二药补肝肾之不足治其本；乌药、沉香辛温散寒，行气止痛，以去阴寒冷痛之标。综观全方，使下元虚寒得温，寒凝气滞得散，则睾丸冷痛、少腹疼痛、疝气痛诸症可愈。

3. 类方比较——四逆散、四逆汤与当归四逆汤（表6-4）

表6-4 四逆散、四逆汤与当归四逆汤比较表

四逆散	主治证中皆见"四逆"	因外邪传经,气机郁滞,阳气被遏,不达四末所致,故其逆冷仅在肢端,不过腕踝,尚可见身热、脉弦 方用柴胡配芍药、枳实、甘草,功在透邪解郁,调畅气机
四逆汤		因阴寒内盛,阳气衰微,无力到于四末而致,故其厥逆严重,冷过肘膝,并伴有神衰欲寐、腹痛下利、脉微欲绝等 方用生附子配干姜、炙甘草,功在回阳救逆
当归四逆汤		手足厥寒是血虚受寒,寒凝经脉,血行不畅所致,因其寒在经脉不在脏腑,故肢厥程度较四逆汤证为轻,并兼见肢体疼痛等症 方用当归配桂枝、芍药、细辛、木通、大枣、甘草,功在温经散寒,养血通脉

第七章 ▶ 表里双解剂

★★★掌握葛根黄芩黄连汤、大柴胡汤
★★熟悉表里双解剂的概念、分类及使用注意
★★熟悉防风通圣散
★了解五积散、疏凿饮子

概 说

重点提示

概念★★

凡以表里同治，内外分解作用为主，用于治疗表里同病，统称为表里双解剂。

分类★★

{ 解表清里剂——表邪未解，里热已炽之证
解表温里剂——外有表证，内有里寒之证
解表攻里剂——外有表邪，里有实积之证

使用注意★★

1. 注意适用于有邪气在表，而里证又急之证候。

2. 要辨别表证与里证的寒、热、虚、实属性，并据表证与里证的轻重主次，权衡表药与里药之配伍比例，以免太过或不及之弊。

第一节　解表清里剂

重点提示

葛根黄芩黄连汤★★★（《伤寒论》）

葛根黄芩黄连汤，甘草四般治二阳，

解表清里兼和胃，喘汗自利保平康。

1. 主治——表证未解，邪热入里证

（1）辨证要点——身热下利，苔黄，脉数

（2）或有症状——胸脘烦热，口干作渴，或喘而汗出

（3）病机特点——外感表证，脾气不升，表邪内陷阳明

2. 功用——解表清里

3. 配伍意义

君　葛　根——外解肌表之邪，内清阳明之热，又升
　　　　　　　发脾胃清阳而止泻升津，使表解里和

臣　黄　芩 ⎱
　　黄　连 ⎰清热厚肠止利

佐使　甘　草——甘缓和中，调和诸药

4. 配伍特点

辛凉升散与苦寒清降共施，以成"清热升阳止利"之法。

第二节　解表温里剂

📖 **重点提示**

五积散★（《仙授理伤续断秘方》）

　　五积散治五般郁，麻黄苍芷归芍芎，

　　枳桔桂苓甘茯朴，陈皮半夏加姜葱，

　　除桂枳陈余略炒，熟料尤增温散功，

　　温中解表祛寒湿，散痞调经用各充。

1. 功用——发表温里，顺气化痰，活血消积

2. 主治——外感风寒，内伤生冷证

3. 配伍特点

消温汗补四法并用，表里同治，主以温消。

第三节　解表攻里剂

重点提示

大柴胡汤★★★（《金匮要略》）

大柴胡汤用大黄，枳实芩夏白芍将，

煎加姜枣表兼里，妙法内攻并外攘。

1. 主治——少阳阳明合病

(1) 辨证要点 { 往来寒热，胸胁苦满，心下满痛，呕吐，便秘

苔黄，脉弦数

(2) 或有症状——心下急痛，大便不解或协热下利

(3) 病机特点——少阳之邪内传阳明，化热成实

2. 功用——和解少阳，内泻热结

3. 配伍意义

君	柴 胡	——疏解少阳	和解清热，
臣	黄 芩	——清泄少阳郁热	以解少阳之邪
	大 黄	行气破结	调和气血，
	枳 实	内泻阳明热结	以除心下满痛
佐	芍 药	——缓急止痛	
	半 夏	——和胃降逆，辛开散结	

生 姜——既能止呕，又解半夏之毒 ⎱调脾胃，

佐使 大 枣——和中益气，调和诸药 ⎰和营卫

4. 配伍特点

和下并用，主以和解少阳，辅以内泻热结，佐以缓急降逆。

防风通圣散★★ 《黄帝素问宣明论方》

防风通圣大黄硝，荆芥麻黄栀芍翘，

甘桔芎归膏滑石，薄荷芩术力偏饶，

表里交攻阳热盛，外科疮毒总能消。

1. 主治——风热壅盛，表里俱实证

(1) 辨证要点 ⎱憎寒壮热，口苦咽干、二便秘涩

⎰苔黄，脉数

(2) 或有症状——疮疡肿毒，肠风痔漏，鼻赤，瘾疹

(3) 病机特点——外感风寒，内有郁热，表里俱实之证

2. 功用——疏风解表，泻热通便

3. 配伍特点

汗下清利合法，分消表里邪热，养血益气扶正。

疏凿饮子★ 《济生方》

疏凿槟榔及商陆，苓皮大腹同椒目，

赤豆艽羌泻木通，煎益姜皮阳水服。

1. 主治——阳水

(1) 辨证要点——遍身水肿，气喘口渴，二便不利，脉
沉实

(2) 病机特点——水湿壅盛，泛溢上下表里

2. 功用——泻下逐水，疏风消肿

3. 配伍特点

下、消、汗三法相伍，前后分消，表里同治，但主以逐水。

难点提示

1. 葛根黄芩黄连汤

葛根黄芩黄连汤，此足太阳、阳明药也。表证尚在，医反误下。邪入阳明之腑，其汗外越，气上奔则喘，下陷则利。故舍桂枝而用葛根，专治阳明之表，加芩、连以清里热，甘草以调胃气，不治利而利自止。

2. 类方比较——小柴胡汤与大柴胡汤（表7–1）

表7–1 大小柴胡汤比较表

小柴胡汤	均含柴胡、黄芩、半夏、生姜、大枣	配伍人参、甘草，兼能益气扶正 所治证兼正气不足，烦、呕特点是心烦喜呕，尚见默默不欲饮食、口苦、咽干、目眩、舌苔薄白、脉弦而不数
大柴胡汤	功能和解少阳用治少阳证。症见往来寒热、胸胁苦满、烦、呕、脉弦	重用生姜，并配伍大黄、枳实、芍药，功兼内泻热结 所治证兼阳明热结，为少阳阳明合病，烦、呕特点是呕不止、郁郁微烦，尚见心下痞硬或满痛、大便不解或协热下利、舌苔黄、脉弦数有力

第八章 ⏵ 补益剂

★★★掌握四君子汤、参苓白术散、补中益气汤、生脉
　　散、四物汤、归脾汤、炙甘草汤、六味地黄丸、
　　大补阴丸、一贯煎、肾气丸、地黄饮子
★★熟悉补益剂的概念、分类及使用注意
★★熟悉玉屏风散、当归补血汤、左归丸、右归丸
★了解人参蛤蚧散、八珍汤、泰山磐石散、龟鹿二仙胶、
　七宝美髯丹、补天大造丸

概 说

重点提示

概念★★

凡以补养人体气、血、阴、阳等作用为主，用于治疗各种虚损病证的方剂，统称为补益剂。

分类★★

补气剂——肺脾气虚证

补血剂——血虚证

气血双补剂——气血两虚证

补阴剂——阴精不足证

补阳剂——阳虚证

阴阳双补剂——阴阳两虚证

使用注意★★

（1）明辨其原则应为但虚无邪，或以虚为主者，勿犯补虚留寇之戒。

（2）辨别虚实之真假。

（3）因补益剂多为滋腻之品，易碍胃气，且需多服久服，故在应用时须时时注意脾胃功能，必要时宜酌加健脾和胃、消导化滞之品，以资运化。

第一节 补气剂

重点提示

四君子汤★★★ (原名白术汤,《太平惠民和剂局方》)

四君子汤中和义,参术茯苓甘草比,

益以夏陈名六君,祛痰补气阳虚饵,

除却半夏名异功,或加香砂胃寒使。

1. 主治——脾胃气虚证

(1) 辨证要点——气短乏力,面色萎白,食少便溏,舌
淡苔白,脉虚缓

(2) 或有症状——语声低微

(3) 病机特点——禀赋不足,或饮食劳倦,损伤脾胃之
气,无力受纳与运化

2. 功用——益气健脾

3. 配伍意义

君　　人　参——补脾胃之气　⎱益气补脾

臣　　白　术——健脾燥湿　　⎱增健脾祛湿之力
佐　　茯　苓——健脾渗湿

佐使　炙甘草 ⎰加强参、术益气补中之功
　　　　　　　⎱调和诸药

4. 配伍特点

甘温和缓,适脾欲缓喜燥之性。

5. 加减运用

（1）脾胃气虚兼气滞证，治宜益气健脾，行气化滞。可加陈皮，即"异功散"。

（2）脾胃气虚兼痰湿证，治宜益气健脾，燥湿化痰。可加半夏、陈皮，即"六君子汤"。

（3）脾胃气虚，痰阻气滞证，症见呕吐痞闷，不思饮食，脘腹胀痛，消瘦倦怠，或气虚肿满者，治宜益气化痰，行气温中。可重用白术、茯苓，加半夏、陈皮、木香、砂仁，即"香砂六君子汤"。

参苓白术散★★★ *（《太平惠民和剂局方》）*

> 参苓白术扁豆陈，山药甘莲砂薏仁，
> 桔梗上浮兼保肺，枣汤调服益脾神。

1. 主治——脾虚湿盛证

（1）辨证要点——气短乏力，肠鸣泄泻，舌淡苔腻，脉虚缓

（2）或有症状——饮食不化，胸脘痞闷，四肢乏力，形体消瘦，面色萎黄

（3）病机特点——脾胃虚弱，运化失司，湿浊内停

2. 功用——益气健脾，渗湿止泻

3. 配伍意义

君	人　参	——补脾胃之气
	白　术 茯　苓	}健脾渗湿
臣	山　药 莲子肉	}健脾，兼涩肠止泻，可助参、术健脾益气，兼厚肠止泻
	白扁豆——健脾化湿 薏苡仁——健脾渗湿	}助术、苓健脾助运，渗湿止泻

佐　　砂　仁——芳香醒脾，行气和胃，既助除湿之力，
　　　　　　　　　又畅达气机

佐使　桔　梗 { 宣开肺气
　　　　　　　 通利水道
　　　　　　　 载药上行，培土生金

　　　炒甘草——健脾和中，调和药性

4. 配伍特点

主以甘温补脾，纳芳化渗湿以助运止泻，佐引药入肺以培土生金。

5. 加减运用

《古今医鉴》所载参苓白术散，较本方多陈皮一味，适用于脾胃气虚兼有湿阻气滞者。

补中益气汤★★★ 《内外伤辨惑论》

　　　补中益气术陈，升柴参草当归身，

　　　虚劳内伤功独擅，亦治阳虚外感因。

1. 主治——脾胃气虚证、气虚下陷证、气虚发热证

（1）辨证要点

①脾胃气虚证——饮食减少，体倦肢软，少气懒言，面
　　　　　　　　　色萎黄，大便稀薄，脉虚软

②气虚下陷证——脱肛，子宫脱垂，久泻，久痢，崩漏
　　　　　　　　　等，伴气短乏力，舌淡，脉虚

③气虚发热证——身热自汗，渴喜热饮，气短乏力，舌
　　　　　　　　　淡，脉虚大无力

（2）病机特点——饮食劳倦，损伤脾胃，以致脾胃气虚，
　　　　　　　　　清阳不升

2. 功用——补中益气，升阳举陷

3. 配伍意义

君　黄　芪——补中气，固表气，升阳举陷 ⎤

臣　人　参——大补元气　　　　　　　　⎬ 大补一

　　炙甘草——补脾和中　　　　　　　　⎦ 身之气

佐　白　术——补气健脾，以资气血生化之源

　　当　归——补养营血，使所补之气有所依附

　　陈　皮——理气和胃，使诸药补而不滞

佐使　升　麻 ⎤
　　　　　　　 ⎬ 升阳举陷
　　　柴　胡 ⎦

　　炙甘草——调和诸药

4. 配伍特点

主以甘温，补中寓升，共成虚则补之、陷者升之、甘温除热之剂。

玉屏风散★★（《究原方》，录自《医方类聚》）

1. 主治——表虚自汗

①辨证要点——汗出恶风，面色㿠白

②或有舌脉——苔薄白，脉浮虚

③病机特点——卫气虚弱，不能固表

2. 功用——益气固表止汗

3. 配伍意义

君　炙黄芪——补脾肺之气，固表止汗 ⎤使气旺表实而

臣　白　术——益气健脾，培土生金　 ⎬汗不外泄，风
　　　　　　　助黄芪以益气固表实卫 ⎦邪不得侵袭

佐　防　风——祛风邪，与黄芪相配，固表而不留邪

4. 配伍特点

甘温为主，辛散为辅，补中有散，散中寓补，相反相成，药简效专。

生脉散★★★ (《医学启源》)

> 生脉麦味与人参，保肺清心治暑淫，
>
> 气少汗多兼口渴，病危脉绝急煎斟。

1. 主治

(1) 温热、暑热，耗气伤阴证——汗多神疲，体倦乏力，
气短懒言，咽干口渴，
舌干红少苔，脉虚数

(2) 久咳伤肺，气阴两虚证——干咳少痰，短气自汗，
口干舌燥，脉虚细

2. 功用——益气生津，敛阴止汗

3. 配伍意义

君　　人　参——大补肺脾之气，生津液

臣　　麦门冬——养阴清热，润肺生津

佐　　五味子——敛阴止汗，收敛耗散之肺气而止咳

4. 配伍特点——甘温甘寒佐酸收，补敛气阴以复脉

人参蛤蚧散★ (原名蛤蚧散，《博济方》)

> 人参蛤蚧做散服，杏苓桑皮草二母，
>
> 肺肾气虚蕴痰热，咳喘痰血一并除。

1. 主治——肺肾气虚，痰热咳喘证

(1) 辨证要点——咳嗽气喘，痰稠色黄，脉浮虚

(2) 或有症状——呼多吸少，声音低怯，或咳吐脓血，
胸中烦热，身体羸瘦，或遍身浮肿

2. 功用——补肺益肾，止咳定喘

3. 配伍意义

君　　蛤　蚧——补肺肾、定喘嗽 ⎫
　　　人　参——大补肺脾之气 　⎭ 补虚定喘

臣　　炙甘草——益气补中，合茯苓助君补虚健脾以生金
　　　杏　仁——降气平喘
　　　茯　苓——健脾渗湿，以杜生痰之源

佐　　桑白皮 ⎫
　　　知　母 ⎬ 清肺润燥
　　　贝　母 ⎭ 化痰止咳

使　　炙甘草——调和诸药

4. 配伍特点

肺脾肾同调，重在肺肾；补清降共施，主以补降。

📖 **难点提示**

1. 参苓白术散

　　本方是在四君子汤基础上加山药、莲子、白扁豆、薏苡仁、砂仁、桔梗而成。不仅益气健脾之功较四君子汤强，且兼有渗湿行气作用，并有保肺之效，是治疗脾虚湿盛证及体现"培土生金"法的常用方剂。

2. 补中益气汤

　　本方所治气虚发热，李东垣谓之"阴火"，是脾胃气虚，清阳下陷，下焦阳气郁而生热上冲而出现的热象。因非实火，故其热不甚，病程较长，与外感发热之热甚不休不同。

3. 生脉散

　　本方原为气阴两虚，元气欲脱之证而设。方中人参大补

元气，益肺生津，固脱止汗，意在"补肺中元气不足"。可见本方虽气阴双补但以益气为主。

4. 类方比较

（1）四君子汤与理中丸（表8－1）

表8－1　四君子汤与理中丸比较表

四君子汤	均用人参、白术、炙甘草益气补中用治脾胃虚弱证	以人参配白术为主，重在健补脾胃之气，兼助运化，具补气健脾之功，主治脾胃气虚之证
理中丸		以干姜配人参为主，既补脾胃之虚，又温中祛寒，具温中补虚之功，主治脾胃虚寒证

（2）参苓白术散与补中益气汤（表8－2）

表8－2　参苓白术散与补中益气汤比较表

参苓白术散	均用人参、白术、炙甘草同能益气健脾用治脾胃气虚证。症见面色萎黄，乏力，食少，便溏，舌淡，脉虚	茯苓合人参、白术为君，又伍山药、莲子肉、白扁豆、薏苡仁、砂仁、桔梗 功善健脾渗湿，兼能保肺，体现"培土生金"法 主治脾虚湿盛证，泄泻，胸脘痞闷，形体消瘦，舌苔白腻、脉虚缓等；亦治肺损虚劳，或肺脾气虚痰湿咳嗽证
补中益气汤		黄芪为君，又伍升麻、柴胡、陈皮、当归 功善补气升阳，甘温除热 主治脾虚气陷之脱肛、子宫脱垂、久泻久痢、崩漏等，以及气虚发热证、脾不升清证而伴见脾胃气虚表现者

（3）清暑益气汤与生脉散（表8-3）

表8-3　清暑益气汤与生脉散比较表

清暑益气汤	均可治疗暑伤气阴（津）两虚证。症见汗多口渴，体倦少气，脉虚数	所治证暑热尚炽，气津已伤，属邪实正虚 尚见身热心烦、小便短赤等暑热证 方用西瓜翠衣配荷梗、黄连、知母、竹叶清热解暑，西洋参伍石斛、麦冬、粳米、甘草益气养阴。清补并用，邪正兼顾，故属祛暑剂
生脉散		所治证暑热已去，气阴两伤，属纯虚无邪 尚见神疲乏力，气短懒言，咽干，舌干红少苔；并治久咳肺虚，气阴两虚 方用人参为君，配伍麦冬、五味子，一补一润一敛，益气生津，敛阴止汗，故属补益剂

（4）桂枝汤与玉屏风散（表8-4）

表8-4　桂枝汤与玉屏风散比较表

桂枝汤	均可用治表虚自汗恶风之证	所治证因外感风寒，营卫不和而致，见发热、鼻鸣、身痛等外感症状，脉浮缓，无气虚表现 方用桂枝为君，配伍芍药、生姜、大枣、炙甘草 功善解肌发表，调和营卫（祛邪调正兼顾而以祛邪为主）
玉屏风散		所治证由卫气虚弱，腠理不固所致，伴有面色㿠白，舌淡苔薄白，脉浮虚等气虚表现；亦治虚人腠理不固，易感风邪者 方中重用黄芪、白术，少佐防风 功专益气固表止汗，兼以祛风（以扶正为主）

第二节　补血剂

重点提示

四物汤★★★ 《仙授理伤续断秘方》

四物地芍与归芎，血家百病此方通，

八珍合入四君子，气血双疗功独崇，

再加黄芪与肉桂，十全大补补方雄。

1. 主治——营血虚滞证

（1）辨证要点——头晕心悸，面色、唇爪无华，舌淡，脉细

（2）或有脉症——目眩，失眠，或妇人月经不调，量少或经闭不行，脐腹作痛，甚或瘕块硬结，脉细弦或细涩

（3）病机特点——营血亏虚，冲任虚损，血行不畅

2. 功用——补血调血

3. 配伍意义

君　　熟　地——滋阴补血

臣　　当　归——补血和血

佐　　白　芍 { 养血敛阴，柔肝缓急

缓急止痛

　　　川　芎——活血行气

4. 配伍特点

阴柔辛甘相伍，补中寓行，补血不滞血，行血不伤血。

5. 加减运用

（1）根据营血"虚"与"滞"的侧重及调经与否而增减药量。

①以血虚为主——熟地用量宜稍增大

②以血滞为主——川芎用量宜酌增

（2）随兼证加减药物

①气血虚弱，气不摄血证——症见月经先期而至，量多色淡，四肢乏力，体倦神衰者，治宜补气、补血、摄血。可加人参、黄芪，即"圣愈汤"

②血虚兼血瘀证——症见妇女经期超前，血多有块，色紫稠黏，腹痛，舌黯淡，脉细涩者，治宜养血活血。可加桃仁、红花，即"桃红四物汤"。方中白芍可易为赤芍

③血虚有热者——熟地易为生地，川芎量宜小，大约为当归之半，地黄为当归的两倍

④妊娠胎漏者——加阿胶、艾叶以止血安胎

当归补血汤★★ （《内外伤辨惑论》）

当归补血有奇功，归少芪多力最雄，

更有芪防同白术，别名止汗玉屏风。

1. 主治——血虚发热证

（1）辨证要点——肌热面赤，渴喜热饮，脉大而虚

（2）亦治妇人经期、产后血虚发热头痛，或疮疡溃后，

久不愈合

（3）病机特点——血虚阳浮

2. 功用——补气生血

3. 配伍意义

君　黄　芪 {补气固表——急固浮阳而使热退

补气生血} {阴血渐充，则浮阳秘敛，

臣　当　归——养血和营} 虚热自退

4. 配伍特点

重用甘温以补气，阳生阴长以生血，药简效宏。

归脾汤★★★ 《正体类要》

> 归脾汤用参术芪，归草茯神远志随，
>
> 酸枣木香龙眼肉，煎加姜枣益心脾，
>
> 怔忡健忘俱可却，肠风崩漏总能医。

1. 主治——心脾气血两虚证、脾不统血证

（1）辨证要点——气短乏力，心悸失眠，或便血崩漏，
　　　　　　　　　舌淡，脉细弱

①心脾气血两虚证——心悸怔忡，健忘失眠，盗汗虚热，
　　　　　　　　　　体倦食少，面色萎黄，舌淡，苔
　　　　　　　　　　薄白，脉细弱

②脾不统血证——便血，皮下紫癜，妇女崩漏，月经超
　　　　　　　　　前，量多色淡，或淋沥不止，舌淡，
　　　　　　　　　脉细弱

（2）病机特点

①脾气虚弱，运化乏力；心血不足，心神失养（心脾气

血两虚证)

②脾气虚弱，统摄无权（脾不统血证）

2. 功用——益气补血，健脾养心

3. 配伍意义

君　黄　芪——补脾益气

　　龙眼肉——补脾气，养心血

臣　人　参 ⎱

　　白　术 ⎰补脾益气，助黄芪补脾益气

　　当　归——补血养心 ⎱

　　酸枣仁——宁心安神 ⎰助龙眼肉补心血，安神志

佐　茯　神——养心安神

　　远　志——宁神益智

　　木　香 ⎰理气醒脾
　　　　　　补而不滞

佐使　炙甘草——补益心脾之气，调和诸药

　　生　姜 ⎱
　　大　枣 ⎰调和脾胃，以资化源

4. 配伍特点

心脾同治，重在补脾；气血并补，重在补气。

✎ **难点提示**

1. 四物汤

本方原治外伤瘀血作痛，后用治妇人诸疾，今多作补血调血之基础方。是从《金匮要略》中的胶艾汤减去阿胶、艾叶、甘草而成。方以熟地、白芍阴柔补血之品（血中血药）与辛香

之当归、川芎（血中气药）相配，动静相宜，刚柔相济。

2. 当归补血汤

本方所治"血虚发热，证象白虎"。但白虎汤证是由外感引起，为热盛津伤，病情属实，症见大渴而喜冷饮、身大热而大汗出、脉洪大而有力；当归补血汤证因劳倦内伤而致，为血虚阳浮，病情属虚，症见口渴则喜温饮、身虽热而无汗、脉大而虚重按无力。

方中黄芪与当归量比为5：1。重用黄芪：一则益气固表，以急治阳气浮越之标；二则大补脾肺之气，使气旺血生。配以少量当归养血和营，则阳有所附，阳生阴长。

3. 归脾汤

本方原载于宋·严用和的《济生方》，但无当归、远志。至明·薛己在《内科摘要》中补入此二药，沿用至今。其适用范围随后世医家临证实践而不断扩充。《济生方》原治思虑过度，劳伤心脾，健忘怔忡之证。元·危亦林在《世医得效方》中增加治疗脾不统血之吐血、下血证。明·薛己在《内科摘要》中增补治疗惊悸、盗汗、嗜卧、食少、月经不调、赤白带下等。至清《医宗金鉴》则又增虚劳烦热，时时恍惚，经断复来，痘色灰白陷下等。

4. 类方比较

（1）归脾汤与补中益气汤（表8-5）

表8-5　归脾汤与补中益气汤比较表

归脾汤	均用人参、黄芪、白术、甘草、当归同能益气补脾用治脾气虚证。症见体倦，食少，面色萎黄，舌淡，脉虚等	配伍龙眼肉、茯苓、酸枣仁、远志、木香等
		意在心脾双补，养心安神，复脾运化、统血及心藏神之职
		主治心脾气血两虚证，尚见心悸怔忡、健忘失眠，以及脾不统血之便血、崩漏等
补中益气汤		配伍升麻、柴胡、陈皮
		意在补气升阳，复脾胃升清降浊之能，并能甘温除热
		主治脾胃气虚下陷之久泻、久痢、脏器下垂及气虚发热等

（2）逍遥散与归脾汤（表8-6）

表8-6　逍遥散与归脾汤比较表

逍遥散	均含白术、茯苓、甘草、当归同能健脾养血调经用治脾弱血虚所致的月经不调，伴见神疲体倦食少等	柴胡为君，又配芍药、烧生姜、薄荷。为疏肝解郁、养血健脾之剂，肝脾两调，重在疏肝养肝（血）
		主治肝郁血虚所致之月经先后无定，经量或多或少，经色黯红，经行不畅，多伴乳房经胀痛，两胁疼痛，脉弦而虚
归脾汤		人参、龙眼肉为君，又配黄芪、酸枣仁、远志、木香、生姜、大枣。为益气补血、健脾养心之剂，心脾同补，重在益气健脾
		主治脾气虚弱，脾不统血之月经超前，量多色淡，或崩漏，面色萎黄，舌淡，脉细弱，可作见心悸怔忡、健忘失眠等

第三节 气血双补剂

重点提示

八珍汤★（原名八珍散，《瑞竹堂经验方》）

气血双补八珍汤，四君四物合成方，

煎加姜枣调营卫，气血亏虚服之康。

1. 功用——益气补血

2. 主治——气血两虚证

（1）辨证要点——气短乏力，头晕心悸，舌淡，脉细弱

（2）或有症状——面色萎白或无华，四肢倦怠，气短懒

言，怔忡，饮食减少，舌淡苔薄白，

脉细弱或虚大无力

（3）病机特点——气虚日久，阴血化生不足，血虚致气

无所依附

3. 配伍意义

君　　人　参——大补五脏元气，补气生血

　　　熟地黄——补血滋阴

臣　　白　术——补气健脾

　　　当　归——补血和血

佐　　茯　苓——健脾养心

　　　芍　药——养血敛阴

　　　川　芎——活血行气，补而不滞

佐使 炙甘草——益气和中

生　姜
大　枣 ｝调和脾胃，以助气血生化

4. 配伍特点

甘温质润相伍，四君四物相合，气血双补。

炙甘草汤★★★ （又名复脉汤，《伤寒论》）

炙甘草汤参姜桂，麦冬生地火麻仁，

大枣阿胶加酒服，虚劳肺痿效如神。

1. 主治

（1）阴血不足，阳气虚弱证

①辨证要点——脉结代，心动悸，虚羸少气，舌光色淡少苔

②或有舌象——舌质干而瘦小

③病机特点——阴血不足，阳气虚弱，心脉失养，鼓动无力

（2）虚劳肺痿

①辨证要点——咳唾涎沫，形瘦气短，虚烦不眠，脉虚数

②或有症状——干咳无痰，自汗盗汗，咽干舌燥，大便
　　　　　　　干结

③病机特点——气阴两伤，肺失润养，不能布津，肺气
　　　　　　　上逆

2. 功用——滋阴养血，益气温阳，复脉定悸

3. 配伍意义

君　生地黄——滋阴养血 ｝益气养血

臣　炙甘草——益气养心 ｝以复脉之本

　　麦门冬——滋养心阴 ｝配伍生地黄，可收气血阴阳

　　桂　枝——温通心阳 ｝并补之效

佐　人　参——补中益气

　　　阿　胶——滋阴养血

　　　麻　仁——滋阴润燥

　　　生　姜——合桂枝以温通阳气 ⎫ 益脾胃、滋化源

　　　大　枣——益气养血　　　　 ⎭ 调阴阳、和气血

　　　清　酒——通血脉，行药势

4. 配伍特点

气血阴阳并补；补中寓通，滋而不腻，温而不燥。

泰山磐石散★（《古今医统大全》）

泰山磐石八珍全，去茯加芪芩断联，

再益砂仁及糯米，妇人胎动可安痊。

1. 主治——堕胎、滑胎

（1）辨证要点——体倦乏力，腰酸腹坠，胎动不安，脉滑而无力

（2）或有症状——胎动不安，或屡有堕胎宿疾，面色萎白，不思饮食，舌淡苔薄白，脉滑无力

（3）病机特点——气虚不能固胎，血虚不能养胎，肾虚胎失固护

2. 功用——益气健脾，养血安胎

3. 配伍意义

黄　芪 ⎫
人　参 ⎬ 补气健脾
白　术 ⎬ 举胎防堕
炙甘草 ⎭

当　归 ⎫
熟地黄 ⎬ 补血和血，以荣养胎元
川　芎 ⎪
白　芍 ⎭

续　断——补肝肾，调血脉，为安胎之要药

黄　芩——清热安胎

砂　仁——芳香醒脾，理气和胃，并能安胎

糯　米——补养脾胃，以益胎元

4. 配伍特点

益气养血与安胎诸品相伍，共成颐养胎元之专剂。

5. 加减运用

气虚明显者，重用人参、黄芪以益气；若血虚重者，多用熟地以养血。

📖 **难点提示**

1. 八珍汤

本方为四君子汤和四物汤的复方。

2. 炙甘草汤

本方为气血阴阳并补之剂。方中重用炙甘草、生地黄、大枣，以及配伍桂枝、生姜具有特定配伍意义。

3. 类方比较

炙甘草汤与归脾汤（表 8 – 7）

表 8-7　炙甘草汤与归脾汤比较表

炙甘草汤	均含甘草、人参、生姜、大枣 同能补益气血 用治气血两虚，心神失养之心悸	重用炙甘草、生地黄、大枣，又配阿胶、麦冬、麻仁、桂枝
		重在补益心气阴血，并能通阳复脉，又可补肺润燥
		主治心之气血阴阳虚弱，心脉失养，鼓动无力之心动悸，脉结代，以及虚劳肺痿
归脾汤		人参合龙眼肉为君，又配黄芪、白术、当归、茯苓、酸枣仁、远志、木香
		重在益气健脾，并能养心安神，又可益气摄血
		主治心脾气血两虚之证；脾气虚弱之心悸怔忡、健忘失眠，以及脾不统血之便血、崩漏等出血证

第四节　补阴剂

📖 **重点提示**

六味地黄丸★★★（原名地黄丸，《小儿药证直诀》）

　　六味地黄益肾肝，茱薯丹泽地苓专，

　　阴虚火旺加知柏，养肝明目杞菊煎，

　　若加五味成都气，再入麦冬长寿丸。

1. 主治——肾阴精不足证

(1) 辨证要点——腰膝酸软，头晕目眩，口燥咽干，舌红少苔，脉沉细数

(2) 或有症状——耳鸣耳聋，盗汗，遗精，消渴，骨蒸潮热，手足心热，牙齿动摇，足跟作痛，小便淋沥，以及小儿囟门不合

(3) 病机特点——肾阴精不足

2. 功用——填精滋阴补肾

3. 配伍意义

君　熟地黄——填精益髓，滋补阴精

臣　山萸肉——补养肝肾，涩精　　　　　　三阴并补

　　山　药——双补脾肾，既补肾固精，又　补肾肝脾

　　　　　　补脾以助后天生化之源

佐　泽　泻——利湿泄浊，防熟地黄之滋腻

　　茯　苓——健脾渗湿，配山

　　　　　　药补脾而助健运　"三泻"，泻湿浊而

　　丹　皮——清泄相火，并制　降相火

　　　　　　山萸肉之温涩

4. 配伍特点

"三补"与"三泻"相伍，以补为主；肾肝脾三脏兼顾，以滋肾精为主。

5. 加减运用

(1) 肝肾阴虚，虚火上炎证。症以骨蒸潮热，遗精梦泄，盗汗颧红，咽干口燥，舌质红，脉细数为主者，治宜滋阴降火。可加知母、黄柏，即"知柏地黄丸"。

(2) 肝肾阴虚证。症以两目昏花，视物模糊，或眼睛干涩，迎风流泪等为主者，治宜滋肾养肝明目。可加枸杞子、

菊花，即"杞菊地黄丸"。

（3）肺肾阴虚证。症见虚烦劳热，咳嗽吐血，潮热盗汗者，治宜滋补肺肾。可加麦冬、五味子，即"麦味地黄丸"。

（4）肺肾两虚证。症见咳嗽气喘，滑精，腰痛，或呃逆者，治宜滋肾纳气。可加五味子，即"都气丸"。

左归丸★★ （《景岳全书》）

> 左归丸用大熟地，枸杞萸肉薯牛膝，
> 龟鹿二胶菟丝入，补阴填精功效奇。

1. 主治——真阴不足证

（1）辨证要点——头晕目眩，腰酸腿软，舌光少苔，脉细

（2）或有症状——遗精滑泄，自汗盗汗，口燥舌干

（3）病机特点——真阴不足，肾精亏虚

2. 功用——滋阴补肾，填精益髓

3. 配伍意义

君　熟地黄——滋肾阴，益精髓，补真阴之不足

臣　山茱萸——补养肝肾，固秘精气
　　山　药——补脾益阴，滋肾固精　　┐
　　龟　板——滋阴补髓　　　　　　　├ 阴中求阳
　　鹿角胶——补益精血，温壮肾阳　　┘

佐　枸杞子——补肝肾，益精血
　　菟丝子——补肝肾，助精髓
　　川牛膝——益肝肾，强筋骨

4. 配伍特点

纯甘补阴，纯补无泻，阳中求阴。

大补阴丸★★★ (原名大补丸,《丹溪心法》)

大补阴丸地龟板,知柏脊髓蜜为丸,

咳嗽咯血骨蒸热,阴虚火旺自能安。

1. 主治——阴虚火旺证

(1) 辨证要点——骨蒸潮热,舌红少苔,尺脉数而有力

(2) 或有症状——盗汗遗精,咳嗽咯血,心烦易怒,足膝
　　　　　　　　疼热或痿软,舌红少苔,尺脉数而有力

(3) 病机特点——肝肾阴虚,相火亢盛

2. 功用——滋阴降火

3. 配伍意义

君	熟地黄——滋补真阴,填精益髓	} 补阴固本,滋水
	炙龟板——滋阴潜阳,补肾健骨	亦可制火
臣	炒黄柏——苦寒降泄	} 清降阴虚之火
	炒知母——清火滋阴	
佐使	猪脊髓——补髓养阴	} 滋补真阴
	蜂　蜜——补中润燥	

4. 配伍特点

甘咸苦寒合方,滋阴培本为主,降火清源为辅。

一贯煎★★★ (《续名医类案》)

一贯煎中用地黄,沙参枸杞麦冬襄,

当归川楝水煎服,阴虚肝郁是妙方。

1. 主治——肝肾阴虚,肝气郁滞证

(1) 辨证要点——胸脘胁痛,咽干口燥,舌红少津,脉
　　　　　　　　虚弦

（2）或有脉症——吞酸吐苦，脉细弱，亦治疝气瘕聚

（3）病机特点——肝肾阴虚，肝气郁滞

2. 功用——滋阴疏肝

3. 配伍意义

君　生地黄——滋养肝阴，涵养肝木

臣　　当　归——补血养肝，补中有行

　　　枸杞子——滋养肝肾

　　　沙　参 ⎱养肺阴以清金制木
　　　麦　冬 ⎰养胃阴以培土荣木

佐　　川楝子——疏肝泄热，理气止痛

4. 配伍特点

肝肾肺胃兼顾，旨在涵木；甘寒少佐辛疏，以适肝性。

益胃汤★ （《温病条辨》）

　　　　益胃汤能养胃阴，冰糖玉竹与沙参，

　　　　麦冬生地同煎服，甘凉滋润生胃津。

1. 主治——胃阴不足证

（1）辨证要点——饥不欲食，口干咽燥，大便干结，舌
　　　　　　　　　红少津，脉细数

（2）病机特点——胃阴耗损，虚热内生

2. 功用——养阴益胃

3. 配伍意义

君　　细生地 ⎱养阴清热，生津润燥，为甘凉益胃之上品
　　　麦　冬 ⎰

臣　　北沙参 ⎱养阴生津，助生地、
　　　玉　竹 ⎰麦冬益胃养阴之力

佐使 冰 糖——濡养肺胃，调和诸药

4. 配伍特点

甘凉清润，重在益胃，清而不寒，润而不腻。

难点提示

1. 六味地黄丸

本方是宋·钱乙从《金匮要略》的肾气丸减去桂枝、附子而成。原名"地黄丸"，用治肾怯诸证。方中君、臣、佐药的量比为8：4：3。

2. 左归丸

本方是由六味地黄丸去"三泻"（泽泻、茯苓、丹皮），加入枸杞、龟板胶、牛膝加强滋补肾阴之力；又加入鹿角胶、菟丝子补阳益阴，阳中求阴，即张介宾所谓"善补阴者，必于阳中求阴，则阴得阳升而泉源不竭"（《景岳全书·新方八略》）之义。本方纯补无泻、阳中求阴是其配伍特点。

3. 大补阴丸

本方是体现朱丹溪补阴学派学术思想及其滋阴降火治法的代表方。方中龟板、熟地用量较重，与知母、黄柏的量比为3：2。

4. 一贯煎

本方是治疗阴虚肝郁，肝胃不和所致脘胁疼痛的常用方。全方在大队甘寒滋阴养血药中，少佐一味苦寒之川楝子疏肝理气，补肝与疏肝相结合，照顾到"肝体阴而用阳"的生理特点。

5. 类方比较

逍遥散与一贯煎（表8-8）

表 8-8　逍遥散与一贯煎比较表

逍遥散	均含当归 同能疏肝理气 用治肝郁不疏 之胁痛	柴胡疏肝解郁为君，又配白芍合当归养血柔肝为臣，佐以白术、茯苓、甘草健脾复运，并煎加薄荷、烧生姜 疏肝养血健脾三者并重，为疏肝健脾的代表方 主治肝郁兼血虚、脾虚之胁肋疼痛，常兼有头痛目眩、神疲食少等症
一贯煎		生地黄为君，又配枸杞子、北沙参、麦冬等大队滋补肝肾阴血之品，少佐川楝子疏肝理气 重在滋养肝肾之阴，为滋阴疏肝法的代表方 主治阴虚气滞之胁肋疼痛，而见咽干口燥、吞酸吐苦者

第五节　补阳剂

重点提示

肾气丸★★★（又名《金匮》肾气丸、崔氏八味丸《金匮要略》）

　　《金匮》肾气治肾虚，熟地怀药及山萸，
　　丹皮苓泽加桂附，引火归原热下趋。

1. 主治——肾阳气不足证

（1）辨证要点——腰膝酸软，腰以下冷，小便失常，舌淡而胖，脉沉无力

（2）或有病症——身半以下常有冷感，少腹拘急，小便不利，或小便反多，入夜尤甚，阳痿早泄，以及痰饮，水肿，消渴，脚气，转胞等

（3）病机特点——肾之阴精不足，肾阳虚弱，气化失常

2. 功用——补肾助阳，化生肾气

3. 配伍意义

君　干地黄——滋补肾阴，益精填髓

臣　山茱萸——补肝肾，涩精气

　　山　药——健脾气，固肾精

　　　　　　　　　　　　　　　　}补肾填精，谓之"三补"

　　附　子

　　桂　枝 }温肾助阳，生发少火，鼓舞肾气

佐　茯　苓——健脾益肾

　　　　　　　}渗湿泄浊，通调水道

　　泽　泻}

　　丹　皮}降相火而制虚阳浮动

4. 配伍特点

重用"三补三泻"，以益精泻浊；少佐温热助阳，以"少火生气"。

5. 加减运用

症见水肿、腰重脚肿、小便不利者，治宜温肾化气，利水消肿。可重用炮附子，并将桂枝、干地黄易为官桂、熟地黄，再加车前子、川牛膝，即"加味肾气丸"。

右归丸★★ (《景岳全书》)

右归丸中地附桂，山药茱萸菟丝归，

杜仲鹿胶枸杞子，益火之源此方魁。

1. 主治——肾阳不足，命门火衰证

（1）辨证要点——腰膝酸软，畏寒肢冷，神疲乏力

（2）或有病症——年老或久病气衰神疲，阳痿遗精，或

阳衰无子，或饮食减少，大便不实，

或小便自遗，舌淡苔白，脉沉而迟

（3）病机特点——命门火衰，阳气不振

2. 功用——温补肾阳，填精益髓

3. 配伍意义

君　　附　子 ⎫
　　　肉　桂 ⎭ 温壮元阳

　　　鹿角胶——温肾阳、益精血

臣　　熟地黄 ⎫
　　　枸杞子 ⎪
　　　山茱萸 ⎬ 滋阴益肾，填精补髓，并养肝补脾
　　　山　药 ⎭

佐　　菟丝子 ⎫
　　　杜　仲 ⎭ 补肝肾，强腰膝

　　　当　归——养血补肝，与补肾之品相合，共补精血

4. 配伍特点

补阳补阴相配，阴中求阳，纯补无泻。

难点提示

1. 肾气丸

本方为补肾助阳的常用方。方以少量温阳补火药与大队滋阴益精药为伍，意在"阴中求阳""少火生气"；补益之中佐用通散渗利之品，寓泻于补，以泻助补，使补而不滞。关于小便不利或反多的病机：肾气虚弱，不能化气利水，水停于内，则小便不利；肾阳亏虚，膀胱失于约束，水液直趋下焦，故小便反多。

2. 右归丸

本方系由《金匮要略》肾气丸减去"三泻"（泽泻、丹皮、茯苓），加鹿角胶、菟丝子、杜仲、枸杞子、当归而成。方中熟地黄、山萸肉、枸杞子、山药滋阴益肾，养肝补脾，填精补髓，取"阴中求阳"之义，为臣药。

第六节　阴阳并补剂

重点提示

地黄饮子★★★（《黄帝素问宣明论方》）

地黄饮子山茱斛，麦味菖蒲远志茯，

苁蓉附桂巴戟天，少入薄荷姜枣服。

1. 主治——暗痱

（1）辨证要点——舌强不能言，足废不能用

（2）或有病症——口干不欲饮，足冷面赤，脉沉细弱

（3）病机特点——下元虚惫，虚阳上浮，痰浊上泛，堵
　　　　　　　　塞窍道

2. 功用——滋肾阴，补肾阳，开窍化痰

3. 配伍意义

君　熟地黄⎫阴阳并补，益肾填精⎫
　　山茱萸⎭　　　　　　　　　⎬滋阴补肾，填补肾精
　　肉苁蓉⎫温养肾阳　　　　　⎭
　　巴戟天⎭

臣　炮附子⎫温助真元，摄纳浮阳，引火归原
　　肉　桂⎭

　　石　斛⎫
　　麦　冬⎬滋阴敛液，育阴以配阳
　　五味子⎭

佐　石菖蒲⎫
　　远　志⎬交通心肾，开窍化痰
　　茯　苓⎭

　　薄　荷——轻清疏散，解郁开窍

佐使　姜、枣——调阴阳，和气血

4. 配伍特点

阴阳并补，上下并治，以补虚治下为主。

5. 加减运用

《圣济总录》所载之地黄饮，在用法中较本方少薄荷，余
药及主治基本相同。

龟鹿二仙胶★ (《医便》)

> 龟鹿二仙最守真，补人三宝气精神，
>
> 人参枸杞和龟鹿，益寿延年实可珍。

1. 主治——真元虚损，精血不足证

（1）辨证要点——腰膝酸软，两目昏花，阳痿遗精

（2）或有病症——全身瘦削，久不孕育

（3）病机特点——真元虚损，阴阳精血俱不足

2. 功用——滋阴填精，益气壮阳

3. 配伍意义

君　鹿角胶——通督脉而补阳，

　　　　　　益精补血　　　　　　　峻补阴阳，填精补髓，

　　龟板胶——通任脉而养阴，　　滋养阴血

　　　　　　滋补阴血

臣　人　参——大补元气，健补脾胃，以助后天气血
　　　　　　生化之源

　　枸杞子——益肝肾，补精血，助君药之力

4. 配伍特点

主以血肉有情之品，阴阳气血并补，但以调补阴阳为主。

七宝美髯丹★ (《本草纲目》引《积善堂方》)

> 七宝美髯何首乌，菟丝牛膝茯苓俱，
>
> 骨脂枸杞当归合，专益肾肝精血虚。

1. 主治——肝肾不足证

（1）辨证要点——须发早白，脱发，腰膝酸软

（2）或有病症——齿牙动摇，梦遗滑精，肾虚不育等

(3) 病机特点——肝肾不足

2. 功用——补益肝肾，乌发壮骨

3. 配伍意义

君　赤白何首乌——补肝肾，益精血，乌须发，壮筋骨

臣　赤白茯苓——补脾益气，宁心安神

佐　枸杞子 ⎫
　　菟丝子 ⎭ 补肝肾，益精血

　　当　归——补血养肝

　　牛　膝——补肝肾，坚筋骨，活血脉

　　补骨脂——补肾温阳，固精止遗

4. 配伍特点

平补肝肾，滋补精血，佐以温阳，久服无偏胜之弊。

补天大造丸★（《医学心悟》）

补天大造治虚劳，参芪术归枣白芍，

龟鹿用胶河车远，枸杞熟地苓山药。

1. 主治——虚劳

(1) 辨证要点——气短乏力，头晕心悸，腰膝酸软

(2) 或有病症——食少神疲，心悸失眠

(3) 病机特点——阴阳气血俱虚

2. 功用——补五脏虚损

3. 配伍意义

君　紫河车——补气养血益精

臣　人　参——大补元气

　　鹿角胶——温阳补血益精

　　龟板胶——滋阴养血

佐　黄　芪
　　白　术　⎫
　　山　药　⎬ 补气健脾，合人参以助后天生化之源
　　茯　苓　⎭

　　枸杞子　⎫ 补肾养血，益精填髓
　　熟地黄　⎭

　　当　归　⎫ 合熟地以滋阴补血
　　白　芍　⎭

　　酸枣仁　⎫ 宁心安神
　　远　志　⎭

4. 配伍特点

五脏虚损同益，脾肾为要；气血阴阳并补，补而不峻。

5. 加减运用

原书记载本方加减："阴虚内热甚者，加丹皮二两；阳虚内寒者，加肉桂五钱。"

📖 **难点提示**

地黄饮子

"喑"者，舌强不能言。"痱"者，足废不用。本方所治之喑痱由下元虚惫，虚阳上浮，痰浊上泛，阻塞窍道所致，以舌强不语、足废不用为辨证要点。诸药合用，滋补肾阴，温养肾阳，交通心肾，化痰开窍。下元既补，痰浊又化，则喑痱可愈矣。《圣济总录》所载之地黄饮，在用法中较本方少薄荷，余药及主治基本相同。

第九章 ▮▶ 固涩剂

★★★掌握真人养脏汤、四神丸、固冲汤

★★熟悉固涩剂的概念、分类及使用注意

★★熟悉九仙散、桃花汤、驻车丸、金锁固精丸、桑螵
蛸散、固经丸、

★了解牡蛎散、缩泉丸、易黄汤

概　说

重点提示

概念★★

凡以固涩药为主组成，具有收敛固涩作用，治疗气、血、精、津滑脱散失之证的方剂，统称固涩剂。

分类★★

固表止汗剂——表虚卫外不固，或阴液不能内守的自汗、盗汗证

敛肺止咳剂——久咳肺虚，气阴耗伤证

涩肠固脱剂——泻痢日久不止，脾肾虚寒，以致大便滑脱不禁的病证

涩精止遗剂——肾虚封藏失职，精关不固所致的遗精滑精；或肾气不足，膀胱失约所致的尿频遗尿等证

固崩止带剂——妇女崩中漏下，或带下日久不止等证

使用注意★★

1. 固涩剂所治的耗散滑脱之证，皆由正气亏虚所致，故应根据气、血、津、精耗散的程度不同，配伍相应的补益药，以标本兼顾。

2. 若为元气大虚、亡阳欲脱所致的大汗淋漓、小便失禁

或崩中不止者，非单纯固涩所能治，需急用大剂参、附之类回阳固脱。

3. 本类方剂为正虚无邪者而设。若外邪未去者，不宜过早使用，以免有闭门留寇之弊。病证属邪实者，如热病汗出、痰饮咳嗽、火扰遗泄、伤食泄泻、热痢初起，以及实热崩中带下等，均非本类方剂所宜。

第一节 固表止汗剂

📖 **重点提示**

牡蛎散★（《太平惠民和剂局方》）

　　　　牡蛎散内用黄芪，浮麦麻黄根最宜，

　　　　自汗盗汗心液损，固表敛汗见效奇。

1. 主治——自汗，盗汗证

（1）辨证要点——自汗、盗汗，夜卧尤甚，久而不止，舌淡红，脉细弱

（2）或有症状——心悸惊惕，短气烦倦

（3）病机特点——气虚卫外不固，阴伤心阳不潜，日久心气亦耗

2. 功用——敛阴止汗，益气固表

3. 配伍意义

君　　煅牡蛎——敛阴潜阳，固涩止汗 ⎫标本兼顾，

臣　　生黄芪——益气实卫，固表止汗 ⎬止汗之力尤著

佐　　麻黄根——收敛止汗

佐使 小 麦——养心阴，益心气，并能清心除烦

4. 配伍特点

涩补并用，以涩为主；气阴兼顾，以气为主。

5. 加减运用

《医方集解》牡蛎散方将小麦改为浮小麦，则止汗之力更强，但养心之功稍逊。

难点提示

1. 类方比较

牡蛎散与玉屏风散（表9-1）

表9-1　牡蛎散与玉屏风散比较表

牡蛎散	均可用治卫气虚弱，腠理不固之自汗	以牡蛎敛阴潜阳、固涩止汗为君，配益气实卫之黄芪、收敛止汗之麻黄根、补益气阴之小麦，故为补敛并用而以固涩药为主之剂，长于敛阴止汗，善治体虚卫外不固，又复心阳不潜之自汗、盗汗，但无外感兼证者
玉屏风散		以黄芪益气实卫固表为君，配益气健脾之白术，属以补药为主，以补为固之方，长于益气固表，且黄芪、防风相配，补中寓散，故宜于表虚自汗或虚人易感风邪者

第二节　敛肺止咳剂

📖 **重点提示**

九仙散★★ （王子昭方，录自《卫生宝鉴》）

> 九仙罂粟乌梅味，参胶桑皮款桔贝，
>
> 敛肺止咳益气阴，久咳肺虚效堪慰。

1. **主治**——久咳伤肺，气阴两伤证
2. **功用**——敛肺止咳，益气养阴
3. **配伍意义**

君　罂粟壳——敛肺止咳

臣　五味子 ⎫ 敛肺气，协助君药敛肺止咳 ⎫
　　乌　梅 ⎭　　　　　　　　　　　　　⎪ 增强敛肺止咳
　　人　参——补益肺气 ⎫ 气阴双补　　⎬ 益气养阴之力
　　阿　胶——滋养肺阴 ⎭　　　　　　　⎭

佐　款冬花——化痰止咳，降气平喘
　　桑白皮——清肺泄热，止咳平喘
　　贝　母——清热化痰止咳

佐使　桔　梗——宣肺祛痰，载药上行

4. **配伍特点**

酸涩之中纳甘润以顾气阴，敛降之中佐宣升以适肺性。

第三节　涩肠固脱剂

重点提示

真人养脏汤★★★（原名纯阳真人养脏汤，《太平惠民和剂局方》）

　　真人养脏诃粟壳，肉蔻当归桂木香，

　　术芍参甘为涩剂，脱肛久痢早煎尝。

1. 主治——久泻久痢，脾肾虚寒证

（1）辨证要点——大便滑脱不禁，脐腹疼痛，喜温喜按，倦怠食少，舌淡苔白，脉迟细

（2）或有症状——脱肛坠下

（3）病机特点——泻痢日久，伤及脾肾

2. 功用——涩肠固脱，温补脾肾

3. 配伍意义

君	罂粟壳——涩肠固脱止泻	
臣	肉豆蔻——温中散寒，涩肠止泻	体现"急则治标"之法
	诃　子——涩肠止泻	
佐	肉　桂——温肾暖脾，兼散阴寒	温补脾肾以治本
	人　参 白　术 ⎱益气健脾	

当 归
白 芍 养血和营

木 香——醒脾导滞、行气止痛，使补而不滞

佐使 甘 草——调和诸药

4. 配伍特点

温涩相伍，涩中寓补，以涩为主；补中有行，重在补脾。

四神丸★★★ *(《证治准绳》)*

四神故纸吴茱萸，肉蔻五味四般须，

大枣百枚姜八两，五更肾泄火衰扶。

1. 主治——脾肾阳虚之五更泻

(1) 辨证要点——五更泄泻，不思饮食，舌淡苔薄白，
脉沉迟无力

(2) 或有症状——食不消化，腹痛喜温，腰酸肢冷，神
疲乏力

(3) 病机特点——命门火衰，火不暖土，脾失健运，肠
失固涩

2. 功用——温肾暖脾，固肠止泻

3. 配伍意义

君 补骨脂——补命门之火 ⎫ 肾脾兼治，命门

臣 肉豆蔻——温脾暖胃，涩肠止泻 ⎭ 火旺则可暖脾土

佐 吴茱萸——温脾暖胃以散阴寒

五味子——固肾益气，涩肠止泻

佐使 生 姜——温胃散寒

大 枣——补脾养胃

4. 配伍特点

温涩并用，以温为主；脾肾并补，重在治肾。

桃花汤★★ 《伤寒论》

> 桃花汤用石脂宜，粳米干姜共用之，
>
> 为涩虚寒少阴利，热邪滞下切难施。

1. 主治——虚寒痢

（1）辨证要点——久痢不愈，便脓血，色黑，腹痛喜温
     喜按，舌淡苔白，脉迟弱或微细

（2）病机特点——久痢不愈，脾肾阳虚

2. 功用——涩肠止痢，温中散寒

3. 配伍特点

涩温并用，主以涩肠止痢。

驻车丸★★ 《延年秘录》，录自《外台秘要》

> 驻车丸用姜二两，当归阿胶各三两，
>
> 六两黄连重一般，阴虚久痢奏效良。

1. 主治——久痢赤白，休息痢

（1）辨证要点——便下脓血，赤白相兼，或时作时止，
     里急后重，腹痛绵绵，心中烦热，舌
     红少苔，脉细数

（2）病机特点——痢疾迁延日久，湿热未尽，日久伤阴

2. 功用——清热燥湿，养阴止痢

3. 配伍特点

寒温并用，主以苦寒，伍以濡润酸敛，清热不伤阳，燥湿不劫阴。

难点提示

1. 真人养脏汤

本方所治久泻久痢，必积滞已去，纯以脾肾虚寒为本，已至滑脱不禁，非固涩则泻痢不能止。治当涩肠固脱治标为主，温补脾肾治本为辅。

久痢必伤阴血，甘涩壅滞气机，故又佐以当归、白芍养血和血；木香调气醒脾，合归芍调气和血，既治下痢腹痛后重，又使全方涩补不滞。

2. 四神丸

本方为治命门火衰，火不暖土所致肾泻或久泻的常用方。肾泻，又称五更泻、鸡鸣泻。本方由《普济本事方》的二神丸（肉豆蔻、补骨脂）与五味子散（五味子、吴茱萸）两方组合而成。

3. 类方比较——四神丸与真人养脏汤（表 9 – 2）

表 9 – 2　四神丸与真人养脏汤比较表

四神丸	同为固涩止泻之剂	重用补骨脂为君药，以温肾为主，兼以暖脾涩肠，主治命门火衰，火不暖土所致的肾泻
真人养脏汤		重用罂粟壳为君药，以固涩为主，配伍温中补脾之人参、白术、肉桂，主治泻痢日久，脾肾虚寒，而以脾虚肠滑失禁为主者

第四节 涩精止遗剂

重点提示

金锁固精丸★★ (《医方集解》)

> 金锁固精芡莲须，龙骨蒺藜牡蛎需，
>
> 莲粉糊丸盐汤下，涩精秘气滑遗无。

1. 功用——补肾涩精

2. 主治——肾虚不固之遗精

（1）辨证要点——遗精滑泄，腰疼耳鸣，四肢酸软，神疲乏力，舌淡苔白，脉细弱

（2）病机特点——肾虚精关不固

3. 配伍意义

君	沙苑蒺藜	——补肾固精
臣	莲 肉	——补肾涩精 ⎫
	芡 实	——益肾固精 ⎬以助君补肾固精之力
	莲 须	——固肾涩精 ⎭
佐	龙 骨	⎫收敛固涩，重镇安神
	牡 蛎	⎭

4. 配伍特点

涩中寓补，重在固精，兼以补肾。

桑螵蛸散★★ (《本草衍义》)

> 桑螵蛸散治便数，参苓龙骨同龟壳，
>
> 菖蒲远志及当归，补肾宁心健忘觉。

1. 主治——心肾两虚之尿频或遗尿、遗精证

（1）辨证要点——小便频数或遗尿，心神恍惚，舌淡苔
白，脉细弱

（2）或有症状——尿如米泔色，遗精，健忘

（3）病机特点——心肾两虚，水火不交

2. 功用——调补心肾，固精止遗

3. 配伍意义

君　桑螵蛸——补肾固精止遗

臣　人　参——补益心气，安神定志 ┐
龙　骨——涩精止遗，镇心安神 ├ 补益心肾，
龟　板——滋阴而补肾 ┘ 滋阴涩精

佐　当　归——调补心血
茯　神——宁心安神，使心气下达于肾
远　志——安神定志，通肾气上达于心
石菖蒲——开心窍，益心志

4. 配伍特点

补涩并用，心肾兼顾，气血并调。

缩泉丸★（原名固真丹，《魏氏家藏方》）

缩泉丸治小便数，膀胱虚寒遗尿斟，
乌药益智各等分，山药糊丸效更珍。

1. 主治——膀胱虚寒证

（1）辨证要点——尿频、遗尿，舌淡，脉沉弱

（2）病机特点——肾气虚弱，膀胱虚寒

2. 功用——温肾祛寒，缩尿止遗

3. 配伍特点——温中兼补，涩中寓行，使膀胱约束有权

难点提示

桑螵蛸散原方作散剂，各药用量相等，而在服用时，又强调"夜卧人参汤调下二钱"，说明人参用量独大，于方中寓意有二：①大补元气以摄津液；②益心气、宁心神。

第五节　固崩止带剂

重点提示

固冲汤★★★（《医学衷中参西录》）

固冲汤中芪术龙，牡蛎海蛸五倍同，
茜草山萸棕炭芍，益气止血治血崩。

1. 主治——脾肾虚弱，冲脉不固证

（1）辨证要点——出血量多，色淡质稀，腰膝酸软，舌淡，脉微弱

（2）或有症状——血崩或月经过多，或漏下不止，神疲乏力，心悸气短

（3）病机特点——脾肾虚弱，冲脉不固

2. 功用——益气健脾，固冲摄血

3. 配伍意义

君　　白　术 ⎫
　　　　黄　芪 ⎭ 补气健脾，使气旺摄血

臣　　山茱萸 ⎫
　　　　白　芍 ⎭ 补益肝肾以调冲任，并能养血敛阴

佐 煅龙骨
煅牡蛎
棕榈炭 }收敛固涩，以增止血之力
五倍子

海螵蛸 }化瘀止血，使血止而不留瘀
茜　草

4. 配伍特点

补涩相合，以涩为主；脾肾同调，主补脾气；寄行于收，止不留瘀。

固经丸★★ (《丹溪心法》)

固经丸用龟板君，黄柏椿皮香附群，

黄芩芍药酒丸服，漏下崩中色黑殷。

1. 主治——阴虚血热之崩漏

(1) 辨证要点——血色深红甚或紫黑稠黏，舌红，脉弦数

(2) 或有症状——手足心热，腰膝酸软

(3) 病机特点——肝肾阴虚，相火炽盛，损伤冲任，迫血妄行

2. 功用——滋阴清热，固经止血

3. 配伍特点——甘寒辅以苦寒，意在壮水泻火；酸收佐以辛行，意在涩而不滞

易黄汤★ (《傅青主女科》)

易黄山药与芡实，白果黄柏车前子，

补肾清热又祛湿，肾虚湿热带下医。

1. 主治——脾肾虚弱，湿热带下

（1）辨证要点——带下色黄，其气腥秽，舌红苔黄腻

（2）或有症状——带下稠黏量多

（3）病机特点——肾虚湿热下注

2. 功用——补益脾肾，清热祛湿，收涩止带

3. 配伍意义

君 炒山药
　　炒芡实 ｝补脾益肾，固涩止带

臣 白　果——收敛止带

佐 黄　柏——清热燥湿
　　车前子——清热利湿

4. 配伍特点

补中有涩，涩中寓清，涩补为主，清利为辅。

难点提示

1. 固冲汤

本方为治脾肾亏虚，冲脉不固之血崩、月经过多的常用方。张锡纯曰："然当其血大下之后，血脱而气亦随之下脱……此证诚至危急之病也。"故当急治其标，以固冲摄血为主，益气健脾以助固摄为辅。

2. 固经丸

本方中重用炙龟板、白芍、黄芩，为滋阴清热止血的常用组合。又恐方中寒凉太过止血留瘀，故又佐以少量香附辛苦微温，调气活血。

3. 类方比较

（1）固冲汤与归脾汤（表9-3）

表 9 – 3　固冲汤与归脾汤比较表

固冲汤	均用黄芪、白术益气健脾而摄血治疗脾气虚弱,脾不统血的崩漏、月经量多	所治血崩、月经过多由肾虚不固,脾虚不摄,冲脉滑脱所致,病势较急,病情较重,故当急治其标,固冲摄血为主,辅以健脾益气 方中尚配伍山萸肉、白芍、煅龙骨、煅牡蛎、棕榈炭、五倍子、海螵蛸、茜草等标本兼顾,以求肝肾脾同治
归脾汤		所治崩漏纯属脾气虚弱,脾不统血所致,病势较缓,病情相对较轻,缓治其本即可,故配伍人参、甘草益气健脾治本为主,以补为固,且配伍龙眼肉、当归、酸枣仁、远志等补心血、安心神之品,气血并补,心脾同治

（2）固经丸与固冲汤（表 9 – 4）

表 9 – 4　固经丸与固冲汤比较表

固经丸	均可用治崩漏及月经过多	所治崩漏、月经过多乃阴虚火旺,损伤冲任,迫血妄行所致,以血色深红甚或紫黑稠黏、舌红、脉弦数为用方要点 治以滋阴清热治本为主,兼以固经止血
固冲汤		所治血崩、月经过多由脾肾亏虚,冲任不固所致,以出血量多、色淡质稀、腰膝酸软、舌淡、脉微弱为用方要点 治以补气固冲摄血为主,益气健脾以助固摄为辅,意在急则治标

第十章 ➡ 安神剂

★★★掌握朱砂安神丸、天王补心丹

★★熟悉安神剂的概念、分类及使用注意

★★熟悉酸枣仁汤

★了解磁朱丸、珍珠母丸、桂枝甘草龙骨牡蛎汤、甘麦
　大枣汤、养心汤、交泰丸、黄连阿胶汤

概　说

重点提示

概念★★

凡以安神定志作用为主，用于治疗神志不安病证的方剂，统称为安神剂。

分类★★

重镇安神剂——心肝阳亢，热扰心神证
补养安神剂——阴血不足，心神失养证
交通心肾剂——心肾不交、水火不济证

使用注意★★

1. 重镇安神剂多以金石、贝壳类药物组方，易伤胃气
2. 补养安神剂多配伍滋腻补虚之品，有碍脾胃运化，均不宜久服。
3. 脾胃虚弱者，宜配伍健脾和胃之品。
4. 某些金石类安神药具有一定的毒性，不宜过服、久服。

第一节　重镇安神剂

重点提示

朱砂安神丸★★★ （《内外伤辨惑论》）

> 朱砂安神东垣方，归连甘草合地黄，
>
> 怔忡不寐心烦乱，养阴清热可复康。

1. 主治——心火亢盛，阴血不足证

（1）辨证要点——心神烦乱，失眠，惊悸，舌尖红，脉
　　　　　　　　细数

（2）或有症状——多梦，怔忡，胸中懊憹

（3）病机特点——心火亢盛，灼伤阴血，心神失养

2. 功用——镇心安神，清热养血

3. 配伍意义

君　　朱　砂——镇心安神，清心火

臣　　黄　连——清心火，除烦热

佐　　生地黄——清热滋阴

　　　　当　归——养血

佐使　甘　草 $\begin{cases} 调药和中 \\ 防朱砂质重碍胃 \end{cases}$

4. 配伍特点

质重苦寒，镇清并用，清中兼补，治标为主。

5. 使用注意

（1）方中朱砂含硫化汞，不宜多服、久服，以防汞中毒。

（2）素体脾胃虚弱者慎用。

磁朱丸 ★ （原名神曲丸，《备急千金要方》）

> 磁朱丸中有神曲，安神潜阳治目疾，
>
> 心悸失眠皆可用，癫狂痫证服之宜。

1. 功用——重镇安神，交通心肾

2. 主治——心肾不交证

　　　　——视物昏花，耳鸣耳聋，心悸失眠。亦治癫痫

3. 配伍特点

重镇沉降，交通心肾，兼顾中州。

珍珠母丸 ★ （原名真珠丸，《普济本事方》）

> 珍珠母丸归地参，犀沉龙齿柏枣仁，
>
> 朱砂为衣茯神入，镇心潜阳又宁神。

1. 功用——镇心安神，平肝潜阳，滋阴养血

2. 主治——心肝阳亢，阴血不足，神志不宁证

3. 配伍特点

重镇潜降以治标，滋养安神以治本。

桂枝甘草龙骨牡蛎汤 ★ （《伤寒论》）

> 桂甘龙骨牡蛎汤，温补镇摄潜心阳，
>
> 心阳不足烦躁证，服之神安躁悸康。

1. 功用——潜镇安神，温通心阳

2. 主治——心阳虚损，神志不安证

3. 配伍特点

潜摄浮阳以镇心神，辛甘合法以温心阳。

第二节　补养安神剂

重点提示

天王补心丹★★★（《校注妇人良方》）

　　　　天王补心柏枣仁，二冬生地与归身，

　　　　三参桔梗朱砂味，远志茯苓共养神。

1. 主治——阴虚血少，神志不安证

(1) 辨证要点——心悸失眠，手足心热，舌红少苔，脉
　　　　　　　　细数

(2) 或有症状——怔忡，虚烦，神疲健忘，梦遗，口舌
　　　　　　　　生疮，大便干结

(3) 病机特点——心肾两亏，阴血虚少，虚火内扰

2. 功用——滋阴养血，补心安神

3. 配伍意义

| 君 | 生地黄——滋阴养血，清虚热 |

| 臣 | 天　冬
麦　冬 |滋阴清热 |
| | 酸枣仁
柏子仁 |养心安神 |助生地黄滋阴补血以养心安神
| | 当　归——补心血 |

| 佐 | 玄　参——滋阴降火，以制虚火上炎 |

$$\left.\begin{array}{l}\text{茯　苓}\\\text{远　志}\end{array}\right\}\text{养心安神，交通心肾}$$

人　参——补气，使气旺而阴血自生，以宁心神

五味子——酸收敛阴，以养心神

丹　参——养心血而活血，使诸药补而不滞

朱　砂——镇心安神，兼治其标

使　桔　梗——为舟楫，载药上行，使药力上入心经

4. 配伍特点

重用甘寒，补中寓清；心肾并治，重在养心。

酸枣仁汤★★ (《金匮要略》)

> 酸枣仁汤治失眠，川芎知草茯苓煎，
>
> 养血除烦清虚热，安然入睡梦乡甜。

1. 主治——肝血不足，虚热内扰之虚烦不眠证

（1）辨证要点——虚烦失眠，咽干口燥，舌红，脉弦细

（2）或有症状——心悸不安，头目眩晕

（3）病机特点——肝血不足，虚热内扰

2. 功用——养血安神，清热除烦

3. 配伍意义

君　酸枣仁——养血补肝，宁心安神

臣　茯　苓——宁心安神

　　知　母——滋阴润燥，清热除烦

佐　川　芎——调肝血，疏肝气

　　　　　　与酸枣仁相伍，养血调肝

佐　甘　草——和中缓急，调和诸药

4. 配伍特点

心肝同治，重在养肝；补中兼行，以适肝性。

甘麦大枣汤★ (《金匮要略》)

> 《金匮》甘麦大枣汤，妇人脏躁喜悲伤，
>
> 精神恍惚常欲哭，养心安神效力彰。

1. 主治——脏躁

2. 功用——养心安神，和中缓急

(1) 辨证要点——精神恍惚，悲伤欲哭

(2) 或有症状——心中烦乱，睡眠不安，甚则言行失常，
　　　　　　　　呵欠频作，舌淡红苔少，脉细略数

(3) 病机特点——心阴不足，肝气失和，心神失宁

3. 配伍意义

君　 小 　麦——补心养肝，益阴除烦，
　　　　　　　　宁心安神　　　　　　养心安神，

臣　 甘 　草——补养心气，和中缓急　和中缓急

佐　 大 　枣——益气和中，润燥缓急

4. 配伍特点

甘平质润，缓益心肝，药简法专。

养心汤★ (《仁斋直指方论》)

> 养心汤用草芪参，二茯芎归柏子寻，
>
> 夏曲远志兼桂味，再加酸枣总宁心。

1. 主治——气血不足，心神不宁证

2. 功用——补益气血，养心安神

（1）辨证要点——神思恍惚，惊悸易惊，失眠健忘，舌淡脉细

（2）病机特点——气血不足，心神失养

3. 配伍特点

气血并补，重在补气；心脾并调，重在宁心。

难点提示

1. 天王补心丹

本方证以心肾阴亏为本，以虚火内扰为标。方中生地黄甘寒，能滋阴养血、壮水制火，用量独重，故为君药，配伍二冬、玄参等大队滋阴清热药以滋补心肾之阴，重在补心，用治心肾阴虚内热为主的心神不安证。

2. 酸枣仁汤

组方以酸收为主，辛散为辅，兼以甘缓，具有标本兼治、养中兼清、补中有行之配伍特点。方以养血安神、清热除烦为主，以使肝血充足、肝气条达，则虚烦不眠自愈。

3. 类方比较

（1）天王补心丹与归脾汤（10 - 1）

表 10 –1　天王补心丹与归脾汤比较表

天王补心丹	均含人参、茯苓、当归、酸枣仁、远志 同有宁心安神、治疗失眠之功 用治心血不足、心神失养之心悸怔忡、失眠健忘等	重用生地黄为君，又配天冬、麦冬、玄参、柏子仁、五味子、丹参、桔梗、朱砂。心肾两调，既济水火，标本兼治，但以滋阴养血，补心安神为主，兼清虚火 重用大队滋阴药，意在补心肾之阴血，主治以心肾阴亏内热为主之心神不安证。此心肾为病，以心为主，阴虚有火者为宜
归脾汤		人参、龙眼肉为君，又配黄芪、白术、甘草、木香、生姜、大枣。心脾两调，补气生血，但以益气健脾为主，兼以补血养心 重用补益气血之品，意在补养心脾气血，主治心脾气血两虚之神志不宁证。此心脾为病，以气血两虚无火者为宜

（2）酸枣仁汤与天王补心丹（表 10 –2）

表 10 –2　酸枣仁汤与天王补心丹比较表

酸枣仁汤	均具滋阴养血安神之功，用治阴血不足、虚热内扰之虚烦不眠证	重用酸枣仁，与茯苓、川芎为伍，养肝血，宁心神，主治肝血不足之证
天王补心丹		重用生地黄，并与二冬、玄参等滋阴清热药为伍，主治心肾阴亏血少、虚火内扰之证

（3）朱砂安神丸与酸枣仁汤（表10-3）

表10-3　朱砂安神丸与酸枣仁汤比较表

朱砂安神丸	均可治失眠	朱砂为君，黄连为臣，又配甘草。重在镇心安神，清心泻火，兼以滋阴养血，属重镇安神剂 适用于心火偏亢、阴血不足之证，并兼见心神烦乱、舌红、脉细数等症，方以安神定志与泻火养阴并投
酸枣仁汤		重用酸枣仁，与茯苓、川芎为伍，养肝血，宁心神，主治肝血不足之证 适用于肝血不足、血不养心之证，症见虚烦不眠、头目眩晕、咽干口燥、脉细弦等，方以养血安神、清热除烦为主

第三节　交通心肾剂

重点提示

交泰丸★（《韩氏医通》）

心肾不交交泰丸，一份桂心十份连，

怔忡不寐心阳亢，心肾交时自可安。

1. 主治——心火偏亢，心肾不交证

2. 功用——交通心肾

（1）辨证要点——心悸怔忡、失眠、脉细数

（2）或有症状——或夜寐不安，口舌生疮

（3）病机特点——心火偏亢，心肾不交

3. 配伍意义

君　　黄　连——清降心火┐心火得降，肾阳得复，

佐　　肉　桂——温助肾阳┘肾水上承，心肾相交

4. 配伍特点

寒热并用而主以苦寒，清降心火以交通心肾。

黄连阿胶汤★ （《伤寒论》）

> 黄连阿胶鸡子黄，黄芩白芍合成方，
>
> 水亏火炽烦不卧，滋阴降火自然康。

1. 主治——阴虚火旺，心肾不交证

2. 功用——滋阴降火，除烦安神

3. 配伍特点

苦寒以降心火，酸甘以滋肾水，标本兼顾，交通心肾。

难点提示

交泰丸

本方为治心肾不交，心火上亢之神志不安证之代表方。方中黄连、肉桂一寒一热，相反相成，清降心火，交通心肾。

第十一章 ▶ 开窍剂

★★★掌握安宫牛黄丸
★★熟悉苏合香丸、开窍剂的概念、分类及使用注意
★了解紫雪、至宝丹、抱龙丸、紫金锭

概　说

重点提示

概念★★

凡以开窍醒神作用为主，用于治疗窍闭神昏证的方剂，统称为开窍剂。

分类★★

$\begin{cases} 凉开剂——热闭证 \\ 温开剂——寒闭证 \end{cases}$

使用注意★★

1. 辨清闭证和脱证。

2. 辨清证候之寒热，以选用凉开剂或温开剂。

3. 对阳明腑实而兼有邪陷心包者，应根据病情的缓急轻重，或先予开窍，或先投寒下，或开窍与寒下并用。

4. 开窍剂多由辛散走窜、气味芳香之品组成，久服则易伤元气，故多用于急救，中病即止，不宜久服；孕妇亦当慎用或忌用。

5. 本类方剂多制成丸、散剂，不宜加热煎煮，以免药性散失，影响疗效。

第一节　凉开剂

重点提示

安宫牛黄丸★★★ (《温病条辨》)

安宫牛黄丸最精，芩连栀子郁砂并，

更加雄角珠冰麝，退热清心力更宏。

1. 主治——邪热内陷心包证

(1) 辨证要点——高热烦躁，神昏谵语，舌红或绛，脉数

(2) 或有症状——舌蹇肢厥，亦治中风昏迷，小儿惊厥，属邪热内闭者

(3) 病机特点——温热邪毒内陷心包，痰热蒙蔽清窍

2. 功用——清热解毒，豁痰开窍

3. 配伍意义

君　牛　黄——清心解毒，豁痰开窍　┐清心开窍，

　　犀　角（水牛角）——清心凉血解毒　├凉血解毒

　　麝　香——通达十二经，芳香开窍醒神　┘

臣　黄　连┐

　　黄　芩├苦寒清热，泻火解毒，

　　山　栀┘以增牛黄、犀角清解热毒之力

佐　冰　片┐芳香辟秽，通窍开闭，

　　郁　金┘以加强麝香开窍醒神之功

　　雄　黄——助牛黄以劫痰解毒

朱　砂
珍　珠 }清热镇心安神

金　箔——重镇安神

使 蜜——和胃调中

3. 配伍特点

苦寒清热与芳香开窍合法，主以清心泻火。

4. 加减运用

（1）"脉虚者，人参汤下"

脉虚为正不胜邪之兆，有内闭外脱之势，故以人参益气，并助诸药逐邪开窍。

（2）"脉实者，银花、薄荷汤下"

脉实为邪盛而正气未衰，故以银花、薄荷增强其清热透解之力。

紫雪★（《苏恭方》，录自《外台秘要》）

紫雪犀羚朱朴硝，硝磁寒水滑和膏，

丁沉木麝升玄草，更用赤金法亦超。

1. 主治——热盛动风证

（1）辨证要点——高热烦躁，神昏谵语，痉厥，舌红绛，
　　　　　　　　苔干黄，脉数有力

（2）或有脉症——口渴唇焦，尿赤便闭，苔黄燥，脉弦

（3）病机特点——温热之邪内陷心包，热盛动风

2. 功用——清热开窍，息风止痉

3. 配伍特点

甘寒咸凉与芳香辛行、金石重镇相伍，开窍之中更具息风之效。

至宝丹★ (《灵苑方》引郑感方，录自《苏沈良方》)

至宝朱砂麝息安，雄黄犀角与牛黄，

金银二箔兼龙脑，琥珀还同玳瑁良。

1. 主治——痰热内闭心包证

（1）辨证要点 $\begin{cases} 神昏谵语，身热烦躁，痰盛气粗 \\ 舌绛苔黄垢腻，脉滑数 \end{cases}$

（2）亦治——中风、中暑、小儿惊厥属于痰热内闭者

（3）病机特点——痰热秽浊之邪内闭心包

2. 功用——清热开窍，化浊解毒

3. 配伍特点

芳香辟秽与清解镇心合法，主以化浊开窍。

抱龙丸★ (《小儿药证直诀》)

抱龙丸用天竺黄，雄黄辰砂并麝香，

更加胆星甘草入，小儿急惊效力彰。

1. 主治——小儿急惊，痰热闭窍

（1）辨证要点——身热昏睡，痰盛气粗，惊厥抽搐

（2）病机特点——痰热壅盛，内闭心窍，热盛动风

2. 功用——清热化痰，开窍醒神

3. 配伍特点

苦凉芳香合法，清热化痰之中寓开窍之功。

难点提示

1. 安宫牛黄丸

本方是在牛黄清心丸基础上加味而成，即加犀角清心凉

血解毒，麝香、冰片芳香开窍，珍珠、金箔镇心安神，雄黄助牛黄辟秽解毒。

2. 类方比较——凉开"三宝"比较（表 11－1）

表 11－1　凉开"三宝"比较表

安宫牛黄丸	均可清热开窍，治疗热闭证，合称凉开"三宝"	寒凉之性最大，长于清热解毒，适用于邪热偏盛而身热较重者
紫雪		寒凉之性次之，长于息风止痉，适用于兼有热动肝风而痉厥抽搐者
至宝丹		寒凉之性又次之，长于芳香开窍，化浊辟秽，适用于痰浊偏盛而昏迷较重者

第二节　温开剂

重点提示

苏合香丸★★（原名吃力伽丸，出《广济方》，录自《外台秘要》）

苏合香丸麝息香，丁木熏陆荜檀襄，
犀冰术沉诃香附，衣用朱砂中恶尝。

1. 主治——寒闭证

（1）辨证要点——突然昏倒，不省人事，牙关紧闭，苔白，脉迟

（2）病机特点——寒邪秽浊或气郁闭阻机窍，蒙蔽清窍

（3）亦治——心腹卒痛，甚则昏厥，属寒凝气滞者

2. 功用——温通开窍，行气止痛

3. 配伍特点

芳香与辛温相须，补敛寒镇相佐，温散开窍则无耗气伤正之虞。

紫金锭★（原名太乙神丹，又名追毒丹、紫金丹、玉枢丹，《丹溪心法附余》）

　　　紫金锭用麝朱雄，慈戟千金五倍同，

　　　太乙玉枢名又别，祛痰逐秽又惊风。

1. 主治——秽恶痰浊闭阻证

（1）辨证要点——脘腹胀满疼痛，呕恶泄痢，舌苔厚腻或浊腻

（2）病机特点——秽恶痰浊之邪闭阻，气机闭塞，升降失常

（3）亦治——疔疮肿毒

2. 功用——辟秽解毒，化痰开窍，消肿止痛

3. 配伍特点

芳香泻下，以毒辟秽，少佐收敛，以防滑脱。

难点提示

苏合香丸

方中佐以白术益气健脾、燥湿化浊，诃子收涩敛气。二药一补一敛，以防诸香辛散走窜太过而耗散真气。

第十二章 ▶ 理气剂

★★★掌握越鞠丸、瓜蒌薤白白酒汤、半夏厚朴汤、枳
实消痞丸、苏子降气汤、定喘汤、旋覆代赭汤
★★熟悉理气剂的概念、分类及使用注意
★★熟悉柴胡疏肝散、厚朴温中汤、天台乌药散、橘皮
竹茹汤、加味乌药汤
★了解金铃子散、橘核丸、四磨汤、丁香柿蒂汤

概　说

重点提示

概念★★

凡以行气或降气等作用为主，用于治疗气滞或气逆病证的方剂，统称为理气剂。属"八法"中的"消法"。

分类★★

$$\left\{\begin{array}{l}\text{行气剂——气滞证}\\\text{降气剂——气逆证}\end{array}\right.$$

使用注意★★

1. 辨清病证的虚实，勿犯虚虚实实之戒。如气滞实证，治当行气，误补则气滞愈甚；如气虚之证，当用补法，误用行气，则其气更虚。

2. 应辨清有无兼证，若气滞与气逆相兼为病，应分清主次，行气与降气结合应用

3. 理气剂中用药多为辛温香燥之品，易耗气伤津，助热生火，慎勿过剂，或适当配伍益气滋阴之品以制其偏。对于年老体弱、阴虚火旺，或有出血倾向者，或孕妇及正值经期的妇女，均应慎用。

第一节　行气剂

重点提示

越鞠丸★★★（又名芎术丸，《丹溪心法》）

越鞠丸治六般郁，气血痰火湿食因，

芎苍香附兼栀曲，气畅郁舒痛闷伸。

1. 主治——六郁证

（1）辨证要点——胸膈痞闷，脘腹胀痛，饮食不消

（2）或有症状——嗳腐吞酸，恶心呕吐

（3）病机特点——六郁证以气郁为主，气郁则诸郁随之
而起

2. 功用——行气解郁

3. 配伍意义

君　香　附——行气解郁——治气郁

臣佐　川　芎——行气活血——治血郁

　　　栀　子——清热泻火——治火郁

　　　苍　术——燥湿运脾——治湿郁

　　　神　曲——消食和胃——治食郁

4. 配伍特点

五药治六郁，诸法并举，重在调理气机。

柴胡疏肝散★★（《证治准绳》）

柴胡疏肝芍川芎，陈皮枳壳草香附，

疏肝行气兼理血，胁肋疼痛立能除。

1. 主治——肝气郁滞证

(1) 辨证要点 $\left\{\begin{array}{l}\text{胁肋疼痛，胸闷喜善太息}\\\text{脉弦}\end{array}\right.$

(2) 或有症状——情志抑郁或易怒，或嗳气，脘腹胀满

(3) 病机特点——肝气郁结，脾胃郁滞

2. 功用——疏肝解郁，行气止痛

3. 配伍意义

君　柴　胡——条达肝气而疏郁结

臣　香　附——疏肝行气止痛 $\left.\begin{array}{}\\\\\end{array}\right\}$ 助君药疏肝解郁，
　　川　芎——行气活血，开郁止痛 $\Big\}$ 行气止痛

佐　陈　皮——理气行滞而和胃，醋炒以入肝行气

　　枳　壳——行气止痛以疏理肝脾

　　芍　药 $\left\{\begin{array}{l}\text{养血柔肝，缓急止痛}\\\text{与君药相伍，养肝之体，利肝之用}\\\text{防诸辛香之品耗伤气血}\end{array}\right.$

佐使　甘　草——调和药性，与白芍相合，则增缓急止痛之功

4. 配伍特点

辛疏酸敛合法，肝脾气血兼顾，主以辛散疏肝，辅以敛阴柔肝。

金铃子散★ (《太平圣惠方》，录自《袖珍方》)

　　　金铃子散止痛方，玄胡酒调效更强，
　　　疏肝泄热行气血，心腹胸胁痛经良。

1. 组成——金铃子　延胡索

2. 功用——疏肝泄热，活血止痛

3. 主治——肝郁化火证

　　　　——胸腹、胁肋、脘腹诸痛，或痛经、疝气痛，
　　　　　　时发时止，口苦，舌红苔黄，脉弦数

4. 配伍特点

气血并调，疏清并行，药简效专。

瓜蒌薤白白酒汤★★★ （《金匮要略》）

　　　　瓜蒌薤白治胸痹，益以白酒温肺气，
　　　　加夏加朴枳桂枝，治法稍殊名亦异。

1. 主治——胸痹，胸阳不振，痰气互结证

（1）辨证要点 { 胸中闷痛，甚至胸痛彻背
　　　　　　　咳唾喘息，短气，舌苔白腻，
　　　　　　　　　脉沉弦或紧

（2）病机特点——胸阳不振，痰阻气滞

2. 功用——通阳散结，行气祛痰

3. 配伍意义

君　　瓜　蒌——涤痰散结，理气宽胸 ⎫ 化上焦痰浊，
　　　　　　　　　　　　　　　　　　⎬ 散胸中阴寒，
臣　　薤　白——通阳散结，行气止痛 ⎭ 宣胸中气机

佐使　白　酒——辛散温通，行气活血以
　　　　　　　　　增行气通阳之力

4. 配伍特点

行气祛痰与温通胸阳并用，药简力专。

半夏厚朴汤★★★ (《金匮要略》)

半夏厚朴与紫苏，茯苓生姜共煎服，

痰凝气聚成梅核，化痰开郁气自舒。

1. 主治——梅核气

(1) 辨证要点 $\begin{cases} 咽中如有物阻，咯吐不出，吞咽不下 \\ 舌苔白腻，脉弦缓或弦滑 \end{cases}$

(2) 或有症状——咳或呕，舌苔白润

(3) 病机特点——七情郁结，痰气交阻

2. 功用——行气散结，降逆化痰

3. 配伍意义

君　半　夏——化痰散结，降逆和胃 ⎫化痰结，降逆气

臣　厚　朴——下气除满 　　　　　⎭痰气并治

佐　茯　苓——健脾渗湿

　　生　姜——辛温散结，和胃止呕，且制半夏之毒

　　苏　叶——芳香行气，理肺疏肝，助厚朴以行气
　　　　　　　宽胸、宣通郁结之气

4. 配伍特点

辛苦行降，痰气并治，行中有宣，降中有散。

枳实消痞丸★★★ (《兰室秘藏》)

枳实消痞四君全，麦芽夏曲朴姜连，

蒸饼糊丸消积满，清热破结补虚痞。

1. 主治——脾虚气滞，寒热互结证

(1) 辨证要点 $\begin{cases} 心下痞满，食少倦怠 \\ 舌苔腻微黄 \end{cases}$

（2）或有症状——不欲饮食，倦怠乏力，脉弦

（3）病机特点——脾胃虚弱，升降失司，寒热互结，气
　　　　　　　　壅湿滞

2. 功用——行气消痞，健脾和胃

3. 配伍意义

君　枳　实——行气消痞

臣　厚　朴——下气除满

　　黄　连——清热燥湿而开痞

佐　半　夏——散结和胃 ⎫
　　　　　　　　　　　　⎬ 辛开苦降以除痞
　　干　姜——温中祛寒 ⎭

　　人　参 ⎫
　　白　术 ⎬ 补中健脾
　　茯　苓 ⎭

　　麦　芽——消食和胃

使　炙甘草——补中健脾，调和诸药

4. 配伍特点

消补同施，消大于补；寒热并用，辛开苦降。

厚朴温中汤★★ （《内外伤辨惑论》）

厚朴温中苓陈草，干姜草蔻木香停，

煎服加姜治腹痛，虚寒胀满用皆灵。

1. 主治——脾胃气滞寒湿证

（1）辨证要点——脘腹胀满或疼痛，舌苔白腻，脉沉弦

（2）或有症状——不思饮食

（3）病机特点——脾胃伤于寒湿，气机壅滞

2. 功用——行气除满，温中燥湿

3. 配伍意义

君　厚　朴——燥湿除满，行气消胀

臣　草豆蔻——行气燥湿，温中散寒

佐　陈　皮 ⎫
　　木　香 ⎭ 行气宽中，助厚朴消胀除满

　　干　姜 ⎫ 温脾暖胃
　　生　姜 ⎭ 助草蔻散寒止痛

　　茯　苓——渗湿健脾

使　炙甘草——益气和中，调和诸药

4. 配伍特点

辛苦温合法，辛行苦燥为主，佐以温散。

天台乌药散★★ (原名乌药散，《圣济总录》)

　　天台乌药木茴香，川楝槟榔巴豆姜，

　　再用青皮为细末，一钱酒下痛疝尝。

1. 主治——寒凝气滞证

（1）辨证要点——少腹痛引睾丸，舌淡苔白，脉沉弦

（2）或有症状——小肠疝气，亦治妇女痛经、瘕聚

（3）病机特点——寒凝肝脉，气机阻滞

2. 功用——行气疏肝，散寒止痛

3. 配伍意义

君　乌　药——行气疏肝，散寒止痛

臣　青　皮——疏肝行气 ⎫
　　木　香——理气止痛 ⎬ 共助君药疏肝行气 ⎫
　　小茴香——暖肝散寒 　　　　　　　　　　　　⎬ 共助君药散寒止痛
　　高良姜——散寒止痛 　　　　　　　　　　　　⎭

佐使 槟　榔——下气导滞，能直达下焦而破坚

川楝子——理气止痛

巴　豆——制川楝子苦寒之性，又能增其行气散

结之力

4. 配伍特点

辛香温行合法，重在行气疏肝，且寓去性存用之法。

橘核丸★ （《济生方》）

橘核丸中川楝桂，朴实延胡藻带昆，

桃仁二木酒糊合，癫疝胀痛盐酒吞。

1. 功用——行气止痛，软坚散结

2. 主治——癫疝

——睾丸肿胀偏坠，或坚硬如石，或痛引脐腹，甚

则阴囊肿大，轻者时出黄水，重者成痈溃烂

3. 配伍特点

辛行咸软合法，行消佐以温散。

加味乌药汤★★ （《奇效良方》）

加味乌药汤砂仁，香附木香姜草伦，

配入延胡共七味，经前胀痛效堪诊。

1. 功用——行气活血，调经止痛

2. 主治——肝郁气滞之痛经

——月经前或月经初行时，少腹胀痛，胀甚于痛，

或连胸胁、乳房胀痛，舌淡，苔薄白，脉弦紧

3. 配伍特点

辛香温散，寓行血于疏肝调经之中，气血兼顾。

难点提示

1. 越鞠丸

本方主治气、血、痰、火、湿、食六郁。因痰郁乃气滞湿聚，或饮食停滞，或火邪灼津而成，若气行、湿化、食消、火清，则痰郁随之而解，故方中不另用治痰之品，此亦治病求本之意。

2. 瓜蒌薤白白酒汤

本方为治疗胸阳不振，气滞痰阻之胸痹的基础方，以胸中闷痛，喘息短气，舌苔白腻，脉弦紧为辨证要点。瓜蒌薤白白酒汤药力较小，是通阳散结、行气祛痰之基础方，适用于胸痹而痰浊较轻者。

3. 枳实消痞丸

本方由枳术汤、半夏泻心汤、四君子汤三方加减而成。本方为治疗脾虚气滞，寒热互结之心下痞满证的常用方。以心下痞满，食少倦怠，苔腻微黄为辨证要点。枳实消痞丸用行气消痞之药配伍益气健脾、辛开苦降及寒热同调之品，适用于脾虚气滞、寒热互结之心下痞满。

4. 天台乌药散

本方为治寒滞肝脉所致疝痛之常用方。张子和说"诸疝皆归肝经"（《儒门事亲》），张景岳亦有"治疝必先治气"（《景岳全书》）之说。故治以行气疏肝，散寒止痛为法。方中取苦寒之川楝子与辛热之巴豆同炒，去巴豆而用川楝子，既可减川楝子之寒，又能增强其行气散结之效。

5. 类方比较——天台乌药散与暖肝煎（表 12 – 1）

表 12 –1 天台乌药散与暖肝煎比较表

		乌药为君,又配青皮、高良姜、木香、槟榔、川楝子(与巴豆同炒后去巴豆)
天台乌药散		长于行气散寒止痛
	均含乌药、小茴香 同能行气散寒止痛 用治寒凝肝脉,气机阻滞之疝气痛	主治寒凝肝脉,气机阻滞之疝气痛实证
		临证以少腹痛引睾丸、舌淡苔白、脉沉弦为辨证要点
暖肝煎		肉桂、小茴香为君,又配当归、枸杞子、沉香、茯苓、生姜
		温补肝肾治本与行气散寒治标兼顾
		主治肝肾不足,寒滞肝脉之疝气痛,证属本虚标实
		临证以睾丸冷痛或小腹疼痛、畏寒喜暖、舌淡苔白、脉沉迟为辨证要点

第二节 降气剂

📖 **重点提示**

苏子降气汤★★★(《太平惠民和剂局方》)

苏子降气半夏归,前胡桂朴草姜随,

下虚上盛痰嗽喘,亦有加参贵合机。

1. 主治——上实下虚喘咳证

（1）辨证要点 $\begin{cases} 喘咳痰多，胸膈满闷 \\ 舌苔白滑或白腻，脉弦滑 \end{cases}$

（2）或有脉症——呼多吸少，腰疼脚软，或肢体浮肿

（3）病机特点——痰涎壅肺，肾阳不足

2. 功用——降气平喘，祛痰止咳

3. 配伍意义

君　　紫苏子——降肺气，消痰涎

臣　　半　夏——化痰降逆

佐　　厚　朴——降逆平喘，宽胸除满

　　　前　胡——降气祛痰

　　　肉　桂——温肾助阳纳气

　　　当　归 $\begin{cases} 止咳逆上气 \\ 养血补虚以助肉桂温补下元 \end{cases}$

佐使　生　姜 $\left.\begin{array}{l} \\ \end{array}\right\}$调和脾胃
　　　大　枣

　　　苏　叶——宣肺散寒

　　　甘　草——和中益气，调和药性

4. 配伍特点

降以平上实，温以助下虚，肺肾兼顾，主以治上。

5. 加减运用

本方原书注"一方有陈皮去白一两半"，理气燥湿祛痰之力有所增强。《医方集解》载本方"一方无桂，有沉香"，则温肾力减，纳气力增。

定喘汤★★★《摄生众妙方》

　　　定喘白果与麻黄，款冬半夏白皮桑，
　　　苏杏黄芩兼甘草，肺寒隔热喘哮尝。

1. 主治——痰热内蕴，风寒外束之哮喘

（1）辨证要点 $\begin{cases}$ 咳喘气急，痰多色黄，或微恶风寒 \\ 舌苔黄腻，脉滑数 $\end{cases}$

（2）病机特点——素体痰多，复感风寒，郁而化热

2. 功用——宣降肺气，清热化痰

3. 配伍意义

君　麻　黄——疏散风寒，$\begin{cases}$ 既增强平喘之功，又可使 \\ \\ \\ $\end{cases}$

　　　　　　宣肺平喘 $\begin{cases}$ 宣肺而不耗气，敛肺而不 \\ \\ 留邪 $\end{cases}$

　　白　果——敛肺定喘

臣　桑白皮——泻肺平喘 $\begin{cases}$ 消内蕴之痰热 \\ \end{cases}$

　　黄　芩——清热化痰

佐　杏　仁

　　苏　子 $\begin{cases}$ 降气平喘 \\ \\ 化痰止咳 $\end{cases}$

　　半　夏

　　款冬花

佐使　甘　草——调药和中，且能止咳

4. 配伍特点

宣降清敛相伍，以适肺性，主以肃降肺气。

四磨汤★ （《济生方》）

四磨亦治七情侵，人参乌药及槟沉，

浓磨煎服调逆气，实者枳壳易人参。

1. 功用——行气降逆，宽胸散结

2. 主治——肝气郁结证

3. 配伍特点

辛降之中寓补气之法，邪正兼顾，以降为主。

旋覆代赭汤 ★★★ （《伤寒论》）

> 旋覆代赭重用姜，半夏人参甘枣尝，
>
> 降逆化痰益胃气，胃虚痰阻痞噫康。

1. 主治——胃虚气逆痰阻证

(1) 辨证要点 $\begin{cases} \text{心下痞硬，噫气频作，或呕吐，呃逆} \\ \text{舌苔白腻，脉缓或滑} \end{cases}$

(2) 或有症状——胃脘胀满，按之不痛，纳差，恶心

(3) 病机特点——胃气虚弱，痰浊内阻

2. 功用——降逆化痰，益气和胃

3. 配伍意义

君　旋覆花——下气消痰，降逆止噫

臣　代赭石——重坠降逆以止呃，下气消痰

　　生　姜 $\begin{cases} \text{和胃降逆增止呕之力} \\ \text{宣散水气以助祛痰之功} \end{cases}$

　　半　夏——祛痰散结，降逆和胃

佐　人　参
　　大　枣 $\Big\}$ 甘温益气

佐使　炙甘草——调和诸药

4. 配伍特点

沉降相须，消补相伍，下气而无伤正之虞。

5. 使用注意

代赭石性寒沉降，有碍胃气，中焦虚寒者，不可重用。

橘皮竹茹汤 ★★ （《金匮要略》）

> 橘皮竹茹治呕逆，人参甘草枣姜益，
>
> 胃虚有热失和降，久病之后更相宜。

1. 主治——胃虚有热之呃逆

（1）辨证要点——呃逆或干呕，舌红嫩，脉虚数

（2）或有症状——虚烦少气，口干

（3）病机特点——胃虚有热，气逆不降

2. 功用——降逆止呃，益气清热

3. 配伍特点

降清补相伍，主以清降，清而不寒，补而不滞。

丁香柿蒂汤★（《症因脉治》）

> 丁香柿蒂人参姜，呃逆因寒中气戕，
>
> 温中降逆又益气，虚寒气逆最相当。

1. 功用——降逆止呃，温中益气

2. 主治——胃气虚寒之呃逆

3. 配伍特点

降温补并用，主以温降，温而不热，补而不滞。

难点提示

1. 苏子降气汤

本方以苏子降气平喘为君药，配以下气祛痰之品，更用肉桂温肾纳气，当归气病调血，标本兼顾，上下并治；大队降逆之品中参以宣散之药，众多苦温药物中酌用凉润之品，使降中寓升，温而不燥。

2. 定喘汤

本方以麻黄、白果为君，发散与收敛兼施；配伍黄芩、苏子等药，宣开与清降并用，组成宣肺散寒、清热化痰、降气平喘之剂。

3. 旋覆代赭汤

因本方主治胃虚痰阻气逆证，治当降逆化痰与益气和胃兼顾。代赭石虽善重镇降逆，但其苦寒质重，过用恐更伤胃气，故不宜多用；旋覆花苦辛咸温，功善下气消痰而无伤胃之忧，故可酌情重用。

4. 类方比较——定喘汤与苏子降气汤（表12－2）。

表12－2　定喘汤与苏子降气汤比较表

定喘汤	均含苏子、半夏、甘草 同能降气祛痰平喘 用治痰壅气逆之喘咳痰多	以宣肺敛气之麻黄、白果为君，又配黄芩、桑白皮、杏仁、款冬花等降气平喘、清热化痰之品 重在宣降肺气，清热化痰，兼解表散寒，表里同治，而以治里为主 主治风寒外束，痰热内蕴之哮喘证，表里同病，而以里证为主。症见咳喘气急，痰多稠黄，不易咯出，微恶风寒，舌苔黄腻，脉滑数
苏子降气汤		苏子降气平喘为君药，又配厚朴、前胡等下气祛痰之品，更用肉桂温肾纳气，当归气病调血，煎加苏叶、生姜、大枣 重在降气祛痰，兼温肾纳气，治上顾下，标本兼顾。而以治上治标为主 主治痰涎壅肺，肾阳不足之喘咳证，上实下虚，而以上实为主。症见咳喘气急、痰多稀白、胸膈满闷、舌苔白滑或白腻、脉弦滑，或伴呼多吸少、腰疼脚弱、肢体倦怠浮肿等

第十三章 ▶ 理血剂

★★★掌握桃核承气汤、血府逐瘀汤、补阳还五汤、温
　　经汤、桂枝茯苓丸、十灰散、小蓟饮子、黄土汤
★★熟悉理血剂的概念、分类及使用注意
★★熟悉复元活血汤、生化汤、失笑散、咳血方、槐
　　花散
★了解七厘散、大黄䗪虫丸

概　说

重点提示

概念★★

凡以活血化瘀或止血作用为主,用于治疗瘀血证或出血证的方剂,统称为理血剂。

分类★★

$$\begin{cases} 活血祛瘀剂——蓄血及各种瘀血阻滞病证 \\ 止血剂——血溢脉外而出现的吐血、衄血、咳血、便血、 \\ \qquad\quad 尿血、崩漏等各种出血及外伤出血等 \end{cases}$$

使用注意★★

1. 应辨清致瘀或出血之因,分清标本缓急,以相应治之。

2. 逐瘀之品药力过猛,或久用逐瘀,每易耗血伤正,故常配伍养血益气之品,使祛瘀而不伤正;且峻猛逐瘀之剂,不可久服,当中病即止。

3. 应防其止血留瘀之弊,可在止血剂中少佐活血祛瘀之品,或选用兼有活血祛瘀作用的止血药,使血止而不留瘀;如出血因瘀血内阻、血不循经者,法当祛瘀为先。

4. 活血祛瘀剂易动血、伤胎,故凡妇女经期、月经过多及妊娠期,均当慎用或忌用。

第一节 活血祛瘀剂

重点提示

桃核承气汤★★★（《伤寒论》）

> 桃仁承气五般奇，甘草硝黄并桂枝，
>
> 热结膀胱少腹胀，如狂蓄血最相宜。

1. 主治——下焦蓄血证

（1）辨证要点——少腹急结，小便自利，脉沉实或涩

（2）或有症状 { 至夜发热，其人如狂，甚则谵语烦躁
血瘀经闭，痛经

（3）病机特点——瘀热互结下焦

2. 功用——逐瘀泻热

3. 配伍意义

君　桃　仁——活血破瘀 ⎫
　　大　黄——下瘀泻热 ⎬瘀热并治

臣　芒　硝——泻热软坚，助大黄下瘀泻热

　　桂　枝——通行血脉

{ 既助桃仁活血祛瘀
又防硝、黄寒凉凝血之弊

佐使　炙甘草——护胃安中，并缓诸药之峻烈

4. 配伍特点

活血攻下，相辅相成；寒中寓温，以防凉遏。

5. 使用注意

因本方为破血下瘀之剂，故孕妇禁用。

血府逐瘀汤★★★ (《医林改错》)

血府逐瘀归地桃，红花枳壳膝芎饶，

柴胡赤芍甘桔梗，血化下行不作痨。

1. 主治——胸中血瘀证

(1) 辨证要点 $\begin{cases} 胸痛，头痛，痛有定处 \\ 舌暗红或有瘀斑，脉涩或弦紧 \end{cases}$

(2) 或有症状 $\begin{cases} 日久不愈，痛如针刺 \\ 或呃逆日久不止 \\ 或饮水即呛，干呕 \\ 或内热瞀闷，入暮潮热 \\ 或心悸怔忡，失眠多梦，急躁易怒， \\ \quad 入暮潮热，唇暗或两目暗黑 \end{cases}$

(3) 病机特点——瘀血内阻胸部，气机郁滞

2. 功用——活血化瘀，行气止痛

3. 配伍意义

君　　桃　仁——破血行滞而润燥

　　　红　花——活血祛瘀以止痛

臣　　牛　膝—— $\begin{cases} 入血分，能祛瘀血，通血脉 \\ 引瘀血下行，使血不郁于胸中，瘀热 \\ \quad 不上扰 \end{cases}$

$$
\begin{array}{l}
川\ \ 芎 \\
赤\ \ 芍
\end{array}\Bigg\}——助君活血祛瘀
$$

佐 生 地——清热凉血 $\left.\begin{array}{l}清热凉血，\\以清瘀热\end{array}\right\}$ $\left.\begin{array}{l}养血益阴\\清热活血\end{array}\right.$

$$
当\ \ 归——养血\quad\left.\begin{array}{l}滋阴养血\\祛瘀不伤正\end{array}\right.
$$

$$
\begin{array}{l}
桔\ \ 梗——载药上行 \\
枳\ \ 壳——一升一降，行气宽胸 \\
柴\ \ 胡——疏肝理气，升达清阳
\end{array}\Bigg\}\ \left.\begin{array}{l}理气行滞\\使气行则血行\end{array}\right.
$$

使 甘 草——调和诸药

4. 配伍特点

活血与行气相伍，祛瘀与养血同施，升降兼顾，气血并调。

补阳还五汤★★★（《医林改错》）

补阳还五赤芍芎，归尾通经佐地龙，

四两黄芪为主药，血中瘀滞用桃红。

1. 主治——气虚血瘀之中风

（1）辨证要点——半身不遂，口眼㖞斜，舌黯淡，苔白，

脉缓无力

（2）或有症状——语言謇涩，口角流涎，小便频数或遗

尿失禁

（3）病机特点——正气亏虚，气虚血滞，脉络瘀阻

2. 功用——补气活血通络

3. 配伍意义

君 生黄芪——大补元气，气旺以促血行，瘀去络通

臣 当归尾——活血通络而不伤血

佐　赤　芍 ⎫
　　川　芎 ⎪
　　桃　仁 ⎬ 助归尾活血祛瘀
　　红　花 ⎭

佐使　地　龙 ⎧ 通经活络，力专善走
　　　　　　 ⎨
　　　　　　 ⎩ 引诸药之力直达络中

4. 配伍特点

重用补气，佐以活血，气旺血行，补而不滞。

5. 使用注意

方中生黄芪用量独重，宜先用小量（30～60g），效果不显者再逐渐增量；原方活血祛瘀药用量较轻，可根据病情适当加量。

复元活血汤★★（《医学发明》）

复元活血汤柴胡，花粉当归山甲入，

桃仁红花大黄草，损伤瘀血酒煎祛。

1. 主治——跌打损伤，瘀血阻滞证

（1）辨证要点——胁肋瘀肿疼痛，痛不可忍

（2）病机特点——跌打损伤，瘀血滞留胁下，气机阻滞

2. 功用——活血祛瘀，疏肝通络

3. 配伍意义

君　大　黄——荡涤瘀血，导瘀下行，　⎫
　　　　　　　 推陈致新　　　　　　　 ⎬ 一升一降
　　柴　胡——疏肝行气，引诸药入肝经 ⎭ 攻散胁下瘀滞

臣　桃　仁 ⎫
　　红　花 ⎬ 活血祛瘀，消肿止痛

穿山甲——破瘀通络，消肿散结

佐 栝楼根 { 入血分助诸药而消瘀散结
           清热消肿

　　 当　归——补血活血

使 甘　草——缓急止痛，调和诸药

4. 配伍特点

破瘀疏肝通络合法，升降相合，气血并调。

5. 使用注意

服药后应"以利为度"，不必尽剂，因瘀血已下，免伤正气；若虽"得利痛减"，而病未痊愈，需继续服药者，据证易方或调整原方剂量；孕妇忌服。

七厘散★ （《同寿录》）

七厘散治跌打伤，血竭红花冰麝香，

乳没儿茶朱砂末，外敷内服均见长。

1. 主治——跌打损伤，筋断骨折之瘀血肿痛

　　　　——刀伤出血

　　　　——无名肿毒，烧伤烫伤等

（1）辨证要点——筋断骨折，瘀肿痛甚为

（2）病机特点——跌打损伤，或烧伤烫伤，瘀血不行

2. 功用——散瘀消肿，定痛止血

3. 配伍意义

君 血　竭——专入血分，活血散瘀止痛，且能收敛止血

臣 红　花——活血祛瘀

　　乳　香 } 祛瘀行气，消肿止痛
　　没　药

麝 香 ⎫
冰 片 ⎭ 以加强活血通络、散瘀止痛之力

佐 儿 茶——收敛止血，并治疮肿

朱 砂——定惊安神，清热解毒

4. 配伍特点

活血止血并施，内服外敷通用。

温经汤★★★ 《金匮要略》

温经汤用桂萸芎，归芍丹皮姜夏冬，

参草阿胶调气血，暖宫祛瘀在温通。

1. 主治——冲任虚寒，瘀血阻滞证

（1）辨证要点——月经不调，小腹冷痛，经有瘀块，时
　　　　　　　　有烦热，舌质暗红，脉细涩

（2）或有病症——少腹里急，腹满，傍晚发热，手心烦
　　　　　　　　热，唇口干燥，漏下不止，经血淋沥
　　　　　　　　不畅，血色暗而有块，痛经，妇人宫
　　　　　　　　冷，久不受孕

（3）病机特点——冲任虚寒，瘀血阻滞

2. 功用——温经散寒，养血祛瘀

3. 配伍意义

君 吴茱萸——散寒行气止痛 ⎫温经散寒
　 桂 枝——温通血脉　　　⎭行血通脉

臣 当 归 ⎫
　 川 芎 ⎬ 活血祛瘀，养血调经，补血之虚，祛血之瘀
　 芍 药 ⎭

佐　丹　皮——活血祛瘀，清退虚热┐清虚热，并制桂、

　　麦　冬——甘寒清润，滋阴润燥┘黄之温燥

　　阿　胶——养血止血，滋阴润燥┐滋阴养血

　　半　夏——降胃气

　　生　姜——既温胃气，又助吴茱萸、桂枝以温经

　　　　　　散寒

　　人　参┐益气健脾，以资生化之源，阳生阴长，气

　　　　　│旺血充

佐使　甘　草┘调和诸药

4. 配伍特点

温清补消并用，以温经化瘀为主，温而不燥。

生化汤★★ (《傅青主女科》)

　　　　生化汤宜产后尝，归芎桃草酒炮姜，

　　　　恶露不行少腹痛，温养活血最见长。

1. 主治——血虚寒凝，瘀血阻滞证

（1）辨证要点——产后恶露不行，小腹冷痛

（2）病机特点——产后血虚寒凝，瘀血内阻

2. 功用——养血活血，温经止痛

3. 配伍意义

君　全当归——补血活血，化瘀生新

臣　川　芎——活血行气

　　桃　仁——活血祛瘀

佐　炮　姜——入血散寒，温经止血

　　黄　酒——温通血脉以助药力

使　炙甘草——和中缓急，调和诸药

4. 配伍特点

补消温相伍，养血活血之中寓祛瘀生新之法。

桂枝茯苓丸★★★ (《金匮要略》)

《金匮》桂枝茯苓丸，芍药桃仁和牡丹，

等分为末蜜丸服，活血化瘀癥块散。

1. 主治——瘀阻胞宫证

(1) 辨证要点——少腹素有癥块，腹痛拒按，或下血色
晦暗而夹有瘀块，舌质紫暗，脉沉涩

(2) 或有他症——妊娠漏下不止，或胎动不安，血色紫
黑晦暗，腹痛拒按，或经闭腹痛，或
产后恶露不尽而腹痛拒按，舌质紫暗
或有瘀点

(3) 病机特点——瘀阻胞宫

2. 功用——活血化瘀，缓消癥块

3. 配伍意义

君　桂　枝——温通血脉，以行瘀滞

臣　桃　仁 ⎱活血破瘀，散结消癥；丹皮又能凉血以清
　　丹　皮 ⎰瘀久所化之热

　　芍　药——养血和血，使破瘀而不伤正，并能缓
急止痛

　　茯　苓 ⎱渗湿健脾，消痰利水，以助消癥
　　　　　　⎰健脾益胃，以扶正气

使　白　蜜——缓诸破泄药之力

4. 配伍特点

温通活血之中寓凉血养血之法，消补并行，渐消缓散。

5. 使用注意

"如兔屎大，每日食前服一丸，不知，加至三丸。"即应从小剂量开始，不知渐加，使消癥而不伤胎；中病即止，不可久服；妊娠下血者慎用；若下血较多，腰酸腹痛较甚者，则非本方所宜。

失笑散★★ (《太平惠民和剂局方》)

> 失笑灵脂蒲黄共，等量为散醽醋冲，
>
> 瘀滞心腹时作痛，祛瘀止痛有奇功。

1. 主治——瘀血疼痛证

（1）辨证要点——心腹刺痛，或妇人月经不调，少腹急痛

（2）或有病症——脘腹疼痛，或产后恶露不行

（3）病机特点——瘀血内停

2. 功用——活血祛瘀，散结止痛

3. 配伍特点——独取祛瘀止痛之品，药简力专

4. 使用注意

五灵脂易败胃，脾胃虚弱者及月经期妇女慎用；孕妇禁用。

大黄䗪虫丸★ (《金匮要略》)

> 大黄䗪虫芩芍桃，地黄杏草漆蛴螬，
>
> 水蛭虻虫和丸服，去瘀生新干血疗。

1. 功用——活血消癥，祛瘀生新

2. 主治——五劳虚极

> ——形体羸瘦，腹满不能饮食，肌肤甲错，两目暗黑

3. 配伍特点

主以虫类，破瘀消癥，寓补于攻，祛瘀生新。

难点提示

1. 桃核承气汤

本方为逐瘀泻热法之基础方，亦为治疗瘀热互结，下焦蓄血证之代表方。由调胃承气汤减芒硝之量，再加桃仁、桂枝而成。桃仁与硝、黄同用，则瘀热并治。桂枝与硝、黄同用，相反相成，桂枝得硝、黄则温通而不助热；硝、黄得桂枝则寒下又不凉遏。原方"先食，温服"，使药力下行。服后"当微利"，使蓄血除，瘀热清，邪有出路。表证未解者，当先解表，而后再用本方。

2. 补阳还五汤

本证以气虚为本，血瘀为标，即王清任所谓"因虚致瘀"，非独用活血化瘀或益气补虚之所宜。治当以补气为主，活血通络为辅。方中重用大剂补气药配以少量活血通络之品。诸药合用则气旺、瘀消、络通，诸症可愈。

3. 复元活血汤

本方为治疗跌打损伤，瘀血阻滞证的常用方。活血祛瘀，兼疏肝行气通络。酒制大黄与柴胡为君药，一荡涤凝瘀败血，导瘀下行，推陈致新；一疏肝行气，引诸药入肝经。一升一降，攻散胁下之瘀滞。

4. 温经汤

本方证属虚、寒、瘀、热兼夹，即阴血亏虚、寒凝、血瘀、虚热，寒热错杂，虚实兼夹，但以寒凝、血瘀为主。治当温经散寒，祛瘀养血，兼清虚热之法。温经散寒，活血养血，使瘀血去、新血生，血脉和畅，经血自调。方名温经，且重用吴茱萸，使本方功效重在温散寒邪，温中寓通，温中寓补，温中寓清，可谓主次分明，全面兼顾。

5. 生化汤

本方为女子产后之常用方。具活血养血、化瘀生新、温经止痛之功，使瘀血得去，新血得生，则腹痛自止。方名生化（全当归为君重用至八钱），乃生新血、化瘀血之意，即唐容川所谓"血瘀能化之，即所以生之"。

6. 桂枝茯苓丸

本方为缓消癥块法之代表方。妇女妊娠而有瘀血癥块，只能渐消缓散，不可峻攻猛破，若攻之过急，则易伤胎元。桂枝、芍药一阴一阳，茯苓、丹皮一气一血，调其寒温，扶其正气。从小剂量开始，不知渐加，使消癥而不伤胎。

7. 类方比较

（1）血府逐瘀汤与复元活血汤（表 13 - 1）

表 13 - 1 　血府逐瘀汤与复元活血汤比较表

血府逐瘀汤	同用桃仁、红花、当归、柴胡、甘草同为气血同治之方，活血化瘀配疏肝理气，以祛瘀为主、理气为辅同为治胸胁瘀血疼痛之方	桃仁、红花为君，又配川芎、赤芍、牛膝、桔梗、枳壳、生地黄。重在活血行气宽胸，以宣通胸部瘀滞
		祛瘀止痛之力较大，以治跌打损伤，瘀留胁下之证
复元活血汤		酒制大黄、柴胡为君，又配穿山甲、栝楼根。重在祛瘀疏肝通络，以攻散胁下瘀滞
		活血化瘀为主，主治血瘀气滞而留结胸中之胸中血瘀证

（2）复元活血汤与七厘散（表13-2）

表13-2 复元活血汤与七厘散比较表

复元活血汤	同用红花活血祛瘀	大黄和柴胡为君，又配穿山甲、栝楼根、桃仁、当归、甘草活血消肿止痛
		长于活血祛瘀，疏肝通络
		主治瘀血留于胁下、痛不可忍者
七厘散	均有活血行气、消肿止痛之功 俱治跌打损伤、血瘀气滞之肿痛	血竭活血散瘀止痛，且收敛止血，配乳香、没药、麝香、冰片活血祛瘀、消肿止痛，又配儿茶收敛止血治疮肿，朱砂定惊安神
		长于活血散瘀，止血生肌
		善治外伤瘀血肿痛，或刀伤出血，为既可外敷又可内服之剂

（3）温经汤与生化汤（表13-3）

表13-3 温经汤与生化汤比较表

温经汤	均含当归、川芎、甘草 同能养血温经祛瘀 用治妇产科之血虚寒凝瘀阻证	吴茱萸、桂枝为君，又配丹皮、芍药、阿胶、麦冬、人参、半夏、生姜。温经养血，并能益气清热，属温清消补并用之剂
		主治冲任虚寒、兼有瘀血阻滞之月经不调、漏下不止、痛经等月经病及久不受孕
生化汤		全当归为君，又配桃仁、炮姜、黄酒、童便。重在养血祛瘀，突出"生化"，兼以温经散寒
		主治产后血虚受寒、寒凝胞宫之恶露不行、小腹冷痛等产后病

第二节　止血剂

📖 **重点提示**

十灰散★★★《十药神书》

　　　十灰散用十般灰，柏荷茅茜丹棕煨，

　　　二蓟栀黄各炒黑，上部出血势能摧。

1. 主治——血热妄行之上部出血证

（1）辨证要点——上部出血，血色鲜红，舌红，脉数

（2）病机特点——火热炽盛，气火上冲，损伤血络

2. 功用——凉血止血

3. 配伍意义

君　大　蓟 ⎱凉血止血
　　小　蓟 ⎰且能祛瘀

臣　荷　叶
　　侧柏叶
　　白茅根 ⎱凉血止血　既增澄本清源之力，
　　茜　根　　　　　　又有塞流止血之功
　　棕榈皮——收涩止血

佐　栀　子 ⎱清热泻火，使邪热从大小便而去，则气火
　　大　黄 ⎰得降而血止
　　丹　皮——配大黄凉血祛瘀

4. 配伍特点

炒炭存性，纳清降以助凉血，佐祛瘀以防留瘀。

5. 使用注意

（1）本方为急则治标之剂，血止之后，还当审因治本，方能巩固疗效。

（2）虚寒性出血则不宜使用。

（3）方中药物皆烧炭，但应注意"存性"。

咳血方★★ 《丹溪心法》

咳血方中诃子收，瓜蒌海粉山栀投，

青黛蜜丸口嚼化，咳嗽痰血服之瘳。

1. 主治——肝火犯肺之咳血证

（1）辨证要点——咳痰带血，胸胁作痛，舌红苔黄，脉弦数

（2）或有症状——咯吐不爽，心烦易怒，咽干口苦，颊赤便秘

（3）病机特点——肝火犯肺，灼伤肺络

2. 功用——清肝宁肺，凉血止血

3. 配伍意义

君　　青　黛——清肝泻火，凉血止血

　　　山栀子｛清热凉血，泻火除烦　｝澄本清源
　　　　　　｛炒黑可入血分而止血

臣　　瓜蒌仁——清热化痰、润肺止咳

　　　海　粉——清肺降火，软坚化痰

佐　　诃　子——清降敛肺，化痰止咳

4. 配伍特点

肝肺同治，主以清肝，于清泻之中求止血之功。

小蓟饮子★★★ (《济生方》，录自《玉机微义》)

> 小蓟饮子藕蒲黄，木通滑石生地襄，
> 归草黑栀淡竹叶，血淋热结服之良。

1. 主治——热结下焦之血淋、尿血

（1）辨证要点——尿中带血，小便赤涩热痛，舌红，脉数

（2）或有症状——小便频数

（3）病机特点——下焦瘀热，损伤膀胱血络，气化失司

2. 功用——凉血止血，利水通淋

3. 配伍意义

君　　小　蓟——清热凉血止血，利尿通淋

臣　　生地黄——凉血止血，养阴清热 ⎫
蒲　黄⎱助君药凉血止血　　　　　⎬ 血止而不留瘀
藕　节⎰消瘀　　　　　　　　　　⎭

佐　　滑　石⎫
竹　叶⎬清热利水通淋
木　通⎭

栀　子——清泄三焦之火，导热从下而出

当　归⎰养血和血，引血归经
⎱防诸药寒凉太过之弊

佐使　甘　草——缓急止痛，和中调药

4. 配伍特点

凉血清利合法，止血之中寓以化瘀，清利之中寓以养阴。

5. 使用注意

方中药物多属寒凉通利之品，只宜于实热证。若血淋、尿血日久兼寒，或阴虚火动，或气虚不摄者，均不宜使用。

槐花散★★ (《普济本事方》)

> 槐花散用治肠风，侧柏黑荆枳壳充，
>
> 为末等分米饮下，宽肠凉血逐风动。

1. 主治——风热湿毒，壅遏肠道，损伤血络便血证

（1）辨证要点——便血，血色鲜红，舌红，脉数

（2）或有舌症——便前出血，或便后出血，或粪中带血，

以及痔疮出血，血色或晦暗，苔黄

（3）病机特点——风热与湿热邪毒，壅遏肠道血分，损

伤脉络，血渗外溢

2. 功用——清肠止血，疏风行气

3. 配伍意义

君　　槐　花——善清大肠湿热，凉血止血

臣　　侧柏叶——清热凉血，燥湿收敛，助君药凉血止血

佐　　荆芥穗——辛散疏风，炒黑入血分而止血

与君、臣药相配，疏风理血

　　　枳　壳——行气宽肠，"气调则血调"

4. 配伍特点

寓行气于止血之中，寄疏风于清肠之内，相反相成。

黄土汤★★★ (《金匮要略》)

> 黄土汤将远血医，胶芩地术附甘随，
>
> 温阳健脾能摄血，便血崩漏服之宜。

1. 主治——脾阳不足，脾不统血证

（1）辨证要点——血色暗淡，舌淡苔白，脉沉细无力

（2）或有病症——四肢不温，面色萎黄，或吐血，衄血，

大便下血，先便后血，及妇人崩漏，
血色暗淡

（3）病机特点——脾阳不足，血失统摄

2. 功用——温阳健脾，养血止血

3. 配伍意义

君　　灶心黄土（即伏龙肝）——温中收涩止血

臣　　白　术
　　　炮附子 } 温阳健脾，以复脾土统血之权

佐　　生地黄 } 滋阴养血止血
　　　阿　胶 } 既补已损阴血，又助止血之效

　　　黄　芩——合地、胶制约术、附温燥伤血之弊

使　　甘　草——调药和中

4. 配伍特点

寓止血于温阳滋阴之中，寒热并用，刚柔相济。

难点提示

1. 小蓟饮子

本方为治疗下焦瘀热所致血淋、尿血之常用方。是由导赤散加小蓟、藕节、蒲黄、滑石、栀子、当归而成，由清心养阴、利水通淋之方变为凉血止血、利水通淋之剂。方中药物多属寒凉通利之品，只适用于实热证。血淋、尿血日久兼寒或阴虚火动或气虚不摄者，均不宜使用。

2. 槐花散

原治肠风、脏毒。肠风者，为风热壅遏大肠，便前出血，血色鲜红，来势急迫，属近血；脏毒者，为湿热蕴结大肠，多便后下血或粪中带血，血色晦暗，来势较缓，属远血。血

清而色鲜者为肠风，浊而暗者为脏毒。本方清肠凉血为主，兼以疏风行气，使风热、湿热邪毒得清，则便血自止。

3. 黄土汤

本方为治疗脾阳不足所致的便血或崩漏的常用方。方中辛温之术、附易耗血动血，且出血者，阴血每亦亏耗，故以生地、阿胶滋阴养血止血，与苦寒之黄芩合用，又能制约术、附过于温燥之性；而生地、阿胶得术、附则滋而不腻。共成温阳健脾、益阴止血之剂。

4. 类方比较——黄土汤与归脾汤（表13-3）

表13-3 黄土汤与归脾汤比较表

黄土汤	均含白术、甘草同能健脾养血用治脾不统血之便血、崩漏	灶心黄土合炮附子、白术为主，配伍生地、阿胶、黄芩以温阳健脾而摄血，滋阴养血而止血
		长于温阳健脾止血，偏于温摄，标本兼顾
		适用于脾阳不足，统摄无权之出血证。症见量多血色暗淡，伴见四肢不温，舌淡苔白，脉沉细无力等脾阳虚寒之象
归脾汤		人参、龙眼肉、黄芪、白术、甘草补气健脾，当归助龙眼肉补血养心，茯神、酸枣仁、远志宁心安神，木香理气醒脾，生姜、大枣调和脾胃
		长于益气健脾，偏于补益治本，以补为固
		适用于脾气不足，气不摄血之出血证。症见量多色淡，伴见体倦食少，心悸怔忡，健忘失眠，盗汗虚热，舌淡苔薄白，脉细弱等

第十四章 ▶ 治风剂

★★★掌握川芎茶调散、羚角钩藤汤、镇肝熄风汤、大
　　定风珠
★★熟悉治风剂的概念、分类及使用注意
★★熟悉消风散、小活络丹、大秦艽汤、天麻钩藤饮
★了解牵正散、玉真散、阿胶鸡子黄汤

概　说

重点提示

概念★★

凡以疏散外风或平息内风等作用为主，用于治疗风病的方剂，统称为治风剂。

分类★★

$$\begin{cases} 疏散外风剂——外风所致诸证 \\ 平息内风剂——内风证 \end{cases}$$

使用注意★★

1. 首先需要辨清风病的内外属性，以确立疏散或平息之法。

2. 应鉴别病邪的兼夹及病情的虚实，进行针对性配伍。此外，外风可以引动内风，而内风又可兼夹外风，对此应该分清主次、轻重、缓急，兼而治之。

第一节　疏散外风剂

重点提示

川芎茶调散★★★（《太平惠民和剂局方》）

川芎茶调散荆防，辛芷薄荷甘草羌，

目昏鼻塞风攻上，偏正头痛悉能康。

1. 主治——外感风邪头痛

（1）辨证要点——头痛，鼻塞，脉浮

（2）或有病症——偏正头痛或颠顶头痛，目眩，恶寒发热，舌苔薄白

（3）病机特点——风邪外袭，上犯头目，阻遏清阳

2. 功用——疏风止痛

3. 配伍意义

君　川　芎
- 活血祛风而止头痛
- 内寓"治风先治血，血行风自灭"之意
- 诸经头痛之要药
- 尤善治少阳、厥阴经头痛

臣　薄　荷
　　荆　芥　} 善能疏风止痛，并能清利头目

佐　羌　活——善治太阳经头痛

　　白　芷——善治阳明经头痛

　　细　辛
- 散寒止痛
- 善治少阴经头痛

　　防　风——辛散上部风邪

　　茶——清头目，制约风药的过于温燥与升散

} 疏风止痛

佐使　炙甘草——益气和中，调和诸药

4. 配伍特点

辛散疏风于上，诸经兼顾；佐入苦凉之品，寓降于升。

5. 使用注意

本方用药以辛温之品为多，使用时用量宜轻，不宜久煎。

大秦艽汤★★ (《素问病机气宜保命集》)

> 大秦艽汤羌独防，芎芷辛芩二地黄，
>
> 石膏归芍苓甘术，风邪散见可通尝。

1. 主治——风邪初中经络证

（1）辨证要点——口眼㖞斜，舌强不能言语，手足不能
运动，风邪散见，不拘一经者

（2）或有舌脉——舌苔白，脉弦细

（3）病机特点——正气不足，风中经络，气血痹阻，络
脉不畅

2. 功用——祛风清热，养血活血

3. 配伍特点

辛温甘寒，外散内补，气血兼顾，清养并行。

消风散★★ (《外科正宗》)

> 消风散内用荆防，蝉蜕胡麻苦参苍，
>
> 石知蒡通归地草，风疹湿疹服之康。

1. 主治——风疹、湿疹

（1）辨证要点——皮肤疹出色红，脉浮数

（2）或有舌症——遍身云片斑点，抓破后渗出津水，苔
白或黄

（3）病机特点——风湿或风热之邪，浸淫血脉，郁于肌腠

2. 功用——疏风养血，清热除湿

3. 配伍特点

辛散苦燥甘润相伍，外疏清利之中寓润养之法。

牵正散★ （《杨氏家藏方》）

牵正散是《杨家方》，全蝎僵蚕白附裹，

服用少量热酒下，口眼㖞斜疗效彰。

1. 组成——白附子、白僵蚕、全蝎

2. 功用——祛风化痰，通络止痉

3. 主治——风痰阻于头面经络所致口眼㖞斜

（1）辨证要点——猝然口眼㖞斜

（2）或有症状——面肌抽动

（3）病机特点——风痰阻于头面经络

4. 配伍特点

辛温上行以祛风痰，药简力宏。

5. 使用注意

本方用药偏于温燥，对于风痰阻络偏寒者为宜。方中白附子、全蝎为有毒之品，临证慎酌用量，不宜久服。

小活络丹★★ （原名活络丹，《太平惠民和剂局方》）

小活络丹天南星，二乌乳没加地龙，

寒湿瘀血成痹痛，搜风活血经络通。

1. 主治

（1）风寒湿痹

①辨证要点——肢体筋脉疼痛，关节屈伸不利，舌淡紫，
　　　　　　　苔白

②或有脉症——麻木拘挛，疼痛游走不定，脉沉弦或涩

③病机特点——风寒痰湿瘀血痹阻经络

（2）中风

①辨证要点 $\begin{cases} 手足不仁，腿臂间作痛 \\ 舌淡紫，苔白腻，脉沉弦或涩 \end{cases}$

②或有症状——腰腿沉重

③病机特点——风寒痰湿瘀血痹阻经络

2. 功用——祛风除湿，化痰通络，活血止痛

3. 配伍特点

辛热温通，峻药缓用。

4. 使用注意

（1）本方药性温燥，药力较峻猛，以体实气壮者为宜。阴虚有热者及孕妇忌服。

（2）川乌、草乌为有毒之品，不宜过量。

玉真散★ 《外科正宗》

> 玉真散治破伤风，牙关紧急反张弓，
>
> 星麻白附羌防芷，外敷内服一方通。

1. 功用——祛风化痰，定搐止痉

2. 主治——破伤风

3. 配伍特点

法取辛温疏散，祛风化痰以止痉。

难点提示

1. 川芎茶调散

外风宜疏散，且"头痛必用风药者，以颠顶之上，惟风药可到也"（《医方集解·发表之剂》），故治当疏风止痛为法。

2. 大秦艽汤

本方以祛风散邪为主，配伍补血、活血、益气、清热之品，其中含有二活（羌活、独活）、二地（生地、熟地）和四物汤。

3. 消风散

本方是治疗风疹、湿疹的常用方。风热内郁，易耗伤阴血；所用祛风除湿之品性偏温燥，亦易损伤阴血；而阴虚血燥每每加重身痒；湿热浸淫，易瘀阻血脉。基于以上原因，故方中佐以当归、生地、胡麻仁滋阴润燥，养血活血，既补已伤之阴血，又制祛风除湿药之温燥，并寓"治风先治血，血行风自灭"之意。

第二节 平息内风剂

重点提示

羚角钩藤汤★★★（《通俗伤寒论》）

<blockquote>
俞氏羚角钩藤汤，桑叶菊花鲜地黄，
芍草茯神川贝茹，凉肝增液定风方。
</blockquote>

1. 主治

（1）肝热生风证

①辨证要点——高热烦躁，手足抽搐，脉弦数

②或有脉症——发为痉厥，神昏，舌绛而干，舌焦起刺

③病机特点——温热病邪传入厥阴，肝经热盛，热极动风

2. 功用——凉肝息风，增液舒筋

3. 配伍意义

君	羚羊角——清热凉肝息风	｜清热凉肝、
	钩 藤——清热平肝，息风解痉	｜息风止痉

臣　霜桑叶 ⎤
　　滁菊花 ⎦辛凉疏泄，清热平肝，助君凉肝息风

佐　川贝母 ⎤
　　鲜竹茹 ⎦清热化痰

　　茯神木——平肝宁心安神

　　鲜生地——凉血滋阴

　　白　芍——养阴柔肝 ⎤酸甘化阴，养阴增液，舒筋
使　甘　草——调和诸药 ⎦缓急

4. 配伍特点

咸寒而甘与辛凉合方，清息之中寓辛疏酸甘之意，共成"凉肝息风"之法。

镇肝熄风汤★★★《医学衷中参西录》

张氏镇肝熄风汤，龙牡龟牛制亢阳，

代赭天冬元芍草，茵陈川楝麦芽襄。

1. 主治——类中风

(1) 辨证要点 ⎱头目眩晕，脑部热痛，面色如醉
　　　　　　 ⎰脉弦长有力

(2) 或有症状 ⎧目胀耳鸣，心中烦热，时常噫气
　　　　　　 ⎨肢体渐觉不利，口眼渐形㖞斜
　　　　　　 ⎩甚或眩晕颠仆，昏不知人，移时始醒，
　　　　　　　　　或醒后不能复元

(3) 病机特点——肝肾阴虚，肝阳偏亢，阳亢化风，气血逆乱

2. 功用——镇肝息风，滋阴潜阳

3. 配伍意义

君　怀牛膝——引血下行┐
　　　　　　补益肝肾┘引气血下行，以治其标

臣　代赭石——镇肝降逆┘

龙　骨┐
牡　蛎│
龟　板│益阴潜阳，镇肝息风
白　芍┘

佐　玄　参┐滋阴清热，壮水涵木
　　天　冬┘

茵　陈┐
川楝子│清泄肝热，疏肝理气，以顺肝性
生麦芽┘
　　　　┐和胃安中，以防金石、介壳类药物碍胃

使　甘　草┘——调和诸药

4. 配伍特点

镇降下行，重在治标，滋潜清疏，以适肝性。

天麻钩藤饮★★ (《中医内科杂病证治新义》)

　　天麻钩藤益母桑，栀芩清热决潜阳，

　　杜仲牛膝益肾损，茯神夜交安眠良。

1. 主治——肝阳偏亢，肝风上扰证

（1）辨证要点——头痛，眩晕，失眠，舌红苔黄，脉弦

（2）或有脉症——多梦，口苦，面红，脉数

（3）病机特点——肝肾不足，肝阳偏亢，生风化热

2. 功用——平肝息风，清热活血，补益肝肾

3. 配伍特点

清平养并用，主以平肝；心肝肾同治，重在治肝。

大定风珠★★★ （《温病条辨》）

大定风珠鸡子黄，胶芍三甲五味襄，

麦冬生地麻仁草，滋阴息风是妙方。

1. 主治——阴虚风动证

（1）辨证要点——神倦瘛疭，舌绛少苔，脉弱有时时欲
脱之势

（2）病机特点——真阴欲竭，水不涵木，虚风内动

2. 功用——滋阴息风

3. 配伍意义

君　阿　胶　｝均为血肉有情之品
　　鸡子黄　滋阴养液以息风

臣　白　芍　｝
　　干地黄　滋水涵木
　　麦　冬　柔肝濡筋

佐　龟　板　｝滋阴潜阳
　　鳖　甲　重镇息风　｝助君臣加强滋阴息风之功
　　牡　蛎
　　麻子仁——养阴润燥
　　五味子——收敛真阴

使　炙甘草——调和诸药

4. 配伍特点

血肉有情之品与滋养镇潜之药合方，寓息风于滋养之中，
共成"酸甘咸法"。

5. 加减运用

(1) 喘——加人参

(2) 自汗者——加龙骨、人参、小麦

(3) 悸者——加茯神、人参、小麦

(4) 胁下痞硬——是瘀滞痰凝，去大枣，加牡蛎软坚散结

(5) 心下悸，小便不利——是水气凌心，宜去黄芩，加茯苓利水宁心

(6) 不渴，外有微热——是表邪仍在，宜去人参

阿胶鸡子黄汤★ (《通俗伤寒论》)

> 阿胶鸡子黄汤好，地芍钩藤牡蛎草，
>
> 决明茯神络石藤，阴虚风动此方保。

1. 主治——虚风内动证

(1) 辨证要点——筋脉拘急，手足瘛疭，舌绛苔少，脉细数

(2) 或有脉证——头晕目眩

(3) 病机特点——邪热久羁，耗伤阴血，虚风内动

2. 功用——滋阴养血，柔肝息风

3. 配伍特点

血肉有情之品与滋养平潜之药合方，以成"滋阴息风法"。

难点提示

1. 羚角钩藤汤

本方为凉肝息风法的代表方。桑叶、菊花在本方与桑菊

饮中的配伍意义不同；邪热每多炼液为痰，故又以川贝母、鲜竹茹以清热化痰。

2. 镇肝熄风汤

本方针对肝阳偏亢，气血上冲的病机，急治其标，故方中重用入血分、性善下行之怀牛膝为君药，以引血下行，且能补益肝肾。并配质重沉降之代赭石，镇肝降逆，合牛膝以引气血下行，直折亢阳，平定气血逆乱之势。牛膝在本方与济川煎、玉女煎、血府逐瘀汤中虽皆取其下行之性，但配伍目的不同。

肝为刚脏，性喜条达而恶抑郁，若过用重镇之品，势必影响其条达之性，故又以茵陈、川楝子、生麦芽清泄肝热，疏肝理气，以遂其性，为佐药。

3. 大定风珠

本方由加减复脉汤（炙甘草、干地黄、生白芍、阿胶、麦冬、麻仁）加味变化而成。由于温病时久，邪热灼伤真阴，虚风内动，故加鸡子黄、五味子、三甲（龟板、鳖甲、牡蛎）等滋阴潜阳之品，从而由滋阴润燥之方衍化而成滋阴息风之剂。

4. 类方比较

（1）天麻钩藤饮与镇肝熄风汤（表14－1）

表 14-1 天麻钩藤饮与镇肝熄风汤比较表

天麻钩藤饮	均能平息内风，补益肝肾，标本兼顾 用治肝肾阴虚，肝阳偏亢，肝风内动证。症见眩晕、头痛等	天麻、钩藤平肝息风，配伍石决明平肝潜阳，川牛膝、益母草活血利水，山栀、黄芩清肝降火，杜仲、桑寄生补益肝肾，夜交藤、朱茯神宁心安神。息风清热之力较优，兼能活血、安神 主治肝阳偏亢，生风化热证，眩晕、头痛常伴失眠，舌红苔黄，脉弦数。病情较轻，病势较缓
镇肝熄风汤		重用怀牛膝引血下行，配伍代赭石镇肝降逆，合牛膝引气血下行，直折亢阳；生龙骨、生牡蛎重镇潜阳；生龟板、生白芍、玄参、天冬滋水涵木；茵陈、川楝子、生麦芽清泄肝热，疏肝理气；甘草和中护胃调药 重镇潜阳之力较强，善引气血下行，兼滋阴、疏肝 主治肝阳上亢，气血逆乱之类中风，症以头目眩晕、脑部热痛、面色如醉、脉弦长有力为主，甚或眩晕昏仆，肢体不利，半身不遂。病情较重，病势较急

（2）大定风珠与羚角钩藤汤（表 14-2）

表 14-2　大定风珠与羚角钩藤汤比较表

大定风珠	均含地黄、生白芍、甘草同能滋阴增液，平息内风，标本兼顾用治温病肝风内动证	阿胶、鸡子黄为君，配伍麦冬、麻子仁、五味子、生龟板、生鳖甲、生牡蛎等
		填补真阴治本为主，兼以潜阳，属滋阴息风剂
		主治真阴欲竭，虚风内动之手足瘛疭，神倦脉虚，舌绛少苔，时时欲脱者
		多见于温病后期，病性以虚为主，阴虚为重，病势较缓
羚角钩藤汤		羚羊角、钩藤为君，配伍桑叶、菊花、川贝母、竹茹、茯神等
		凉肝息风治标为主，清热解痉力强，兼以增液舒筋，且能化痰、安神
		主治肝经热盛，热极生风之手足抽搐频繁有力，发为惊厥，高热烦躁，神昏，脉弦数
		多见于温病极期，病性以实为主，热盛为重，病势较急

第十五章 ▶ 治燥剂

★★★掌握杏苏散、清燥救肺汤、麦门冬汤、百合固金汤

★★熟悉治燥剂的概念、分类及使用注意

★★熟悉养阴清肺汤、增液汤

★了解桑杏汤、琼玉膏、玉液汤

概　说

重点提示

概念★★

凡以轻宣辛散或甘寒滋润药物为主组成，具有轻宣外燥或滋阴润燥等作用，治疗燥证的方剂，统称为治燥剂。

分类★★

$$\begin{cases} 轻宣外燥剂——外燥 \begin{cases} 凉燥——辛苦温润 \\ 温燥——辛凉甘润 \end{cases} \\ 滋养内燥剂——内燥 \end{cases}$$

使用注意★★

1. 治燥剂多由甘凉滋润药物为主组成，易助湿碍气而影响脾胃运化，故素体多湿、脾虚便溏、气滞痰盛者均当慎用。

2. 燥邪最易化热，伤津耗气，故运用治燥剂有时尚需配伍清热泻火或益气生津之品，不宜配伍辛香耗津或苦寒化燥之品，以免重伤津液。

第一节　轻宣外燥剂

重点提示

杏苏散★★★ (《温病条辨》)

> 杏苏散内夏陈前，枳橘苓草姜枣研，
>
> 轻宣温润治凉燥，咳止痰化病自痊。

1. 主治——外感凉燥证

（1）辨证要点——恶寒无汗，咳嗽痰稀，咽干，苔白，
脉弦

（2）或有症状——头微痛，鼻塞

（3）病机特点——外感凉燥，肺失宣肃，痰湿内阻

2. 功用——轻宣凉燥，理肺化痰

3. 配伍意义

君	苏　叶	发汗解表，宣畅肺气
	杏　仁	肃降肺气，润燥止咳
臣	前　胡	助苏叶疏风解表，又助杏仁降气化痰
	桔　梗 枳　壳 }	宣降肺气
佐	半　夏 橘　皮 }	行气燥湿化痰
	茯　苓	渗湿健脾以杜生痰之源
	生　姜 }	调和营卫
	大　枣 }	滋脾行津以助润燥
佐使	甘　草	调和诸药，且合桔梗宣肺利咽

4. 配伍特点

苦辛微温，肺脾同治，重在治肺轻宣。

5. 加减运用

（1）无汗，脉弦甚紧者，加羌活微透汗。

（2）汗后咳不止，去苏叶、羌活，加苏梗。

（3）兼泄泻腹满者，加苍术、厚朴。

（4）头痛兼眉棱骨痛者，加白芷。

（5）热甚加黄芩，泄泻腹满不用。

桑杏汤 ★★★ （《温病条辨》）

桑杏汤中象贝宜，沙参栀豉与梨皮，

身热咽干咳痰少，辛凉甘润燥能医。

1. 主治——外感温燥证

（1）辨证要点 { 头痛，身热不甚，微恶风寒
干咳无痰或痰少而黏，脉浮数而右脉大

（2）或有症状——口渴，咽干鼻燥，舌红，苔薄白而干

（3）病机特点——温燥伤于肺卫，肺失清肃，津液受损

2. 功用——清宣温燥，润肺止咳

3. 配伍特点——辛凉甘润，透散温燥而不伤津，凉润肺
金而不滋腻

4. 使用注意

本方意在清宣，故药量不宜过重，煎煮时间不宜过长，以体现"治上焦如羽，非轻不举"之法。

清燥救肺汤 ★★★ （《医门法律》）

清燥救肺参草杷，石膏胶杏麦胡麻，

经霜收下干桑叶，解郁滋干效堪夸。

1. 主治——温燥伤肺

(1) 辨证要点 $\begin{cases}身热，干咳无痰，气逆而喘\\舌干少苔，脉虚大而数\end{cases}$

(2) 或有症状——头痛，咽喉干燥，鼻燥，心烦口渴，
胸满胁痛

(3) 病机特点——温燥伤肺，肺失肃降

2. 功用——清燥润肺，益气养阴

3. 配伍意义

君　桑　叶——清透宣泄燥热，清肺止咳

臣　石　膏——清肺热而生津止渴 $\Big\}$清燥生津
　　麦　冬——养阴生津

佐　胡麻仁 $\Big\}$助麦冬养阴润燥
　　阿　胶

　　人　参——益气补中

　　杏　仁 $\Big\}$苦降肺气，止咳平喘
　　枇杷叶

佐使　甘　草 $\begin{cases}合人参以益气补中，培土生金\\调和药性\end{cases}$

4. 配伍特点

宣清合法，宣中有降，清中有润，气阴双补，培土生金。

5. 加减运用

本方证治虽属外燥，但温燥伤肺较重，故临证可依肺热及阴伤之程度，调整桑叶、石膏、麦冬等君臣药之用量，不可拘泥，当圆机活法。

难点提示

1. 杏苏散

凉燥伤及皮毛，本应忌用温燥、渗利之品，然凉燥伤肺，肺失宣降，津液不布，而兼痰湿内阻。因此，在轻宣凉燥为主的基础上，还需辅以理肺化痰，故杏苏散中又佐以温燥之半夏、橘皮燥湿化痰、理气行滞，甘淡之茯苓健脾渗湿以杜生痰之源。

2. 清燥救肺汤

燥热在肺，固当清润，但邪自外来，首当外解，所以清燥救肺汤中重用桑叶轻宣温燥，透邪外出。石膏辛甘大寒，虽可以助桑叶清泄肺热，然又虑其沉寒伤胃，盖土为金母，母气伤则土不生金，肺气之阴难复；麦冬功可养阴润肺，然其滋腻有碍桑叶轻宣，故两药用量皆轻于桑叶。如是，石膏虽然沉寒，但不碍君药之轻宣；麦冬虽滋润，自不妨碍君药之外散。

3. 类方比较

（1）桑杏汤与杏苏散（表 15 – 1）

表 15 – 1　桑杏汤与杏苏散比较表

杏苏散	均可轻宣外燥，用治外燥咳嗽	所治系外感凉燥证，燥邪束肺，肺失宣肃，痰湿内阻致。故以辛温解表之苏叶、杏仁配宣肺化痰止咳之品，成苦温甘辛法，意在轻宣凉燥、理肺化痰
桑杏汤		所治系外感温燥证，燥袭肺卫，肺失清肃，津液受损致。故以辛凉解表之桑叶、杏仁配清热润燥止咳之品，乃辛凉甘润法，意在轻宣温燥，凉润肺金

（2）桑杏汤与桑菊饮（表 15 - 2）

表 15 - 2 桑杏汤与桑菊饮比较表

桑杏汤	均含有桑叶、杏仁皆可治疗感受外邪、肺气失宣致的咳嗽口渴，身热不甚，脉浮数等	配伍养阴润肺生津之沙参、梨皮，体现辛凉甘润之法，适用于外感温燥较轻之证
桑菊饮		配伍薄荷、菊花、连翘以疏散风热，体现辛凉解表法，适用于风温初起，津伤不甚之身热不甚、口微渴等风热袭肺之证

（3）清燥救肺汤与桑杏汤（表 15 - 3）

表 15 - 3 清燥救肺汤与桑杏汤比较表

清燥救肺汤	均含有桑叶、杏仁，轻宣温燥，苦降肺气	由辛寒清热及益气养阴药物组成，清燥救肺作用均强
		治疗燥热偏重、气阴两伤之温燥重证，症见身热咳喘、心烦口渴、脉虚大而数者
桑杏汤	皆可治疗温燥伤肺之证	由辛凉解表合甘凉而润药物组成，清燥润肺作用弱于清燥救肺汤
		治疗燥伤肺卫、津液受灼之温燥轻证，症见头痛微热、咳嗽不甚、鼻燥咽干等

（4）清燥救肺汤与沙参麦冬汤（表15-4）

表15-4　清燥救肺汤与沙参麦冬汤比较表

清燥救肺汤	均含有桑叶、麦冬，轻宣温燥，生津皆可治疗温燥伤肺之证	由辛寒清热及益气养阴药物组成，清燥救肺作用均强
		治疗燥热偏重、气阴两伤之温燥重证，症见身热咳喘、心烦口渴、脉虚大而数者
沙参麦冬汤		沙参、麦冬同用，重在滋养肺胃之阴，生津以润燥
		主治病证较清燥救肺汤所致燥热为轻，但肺胃同病且燥伤阴分，故症见身热不高，咳嗽不甚，而且口干鼻燥，咽干口渴，舌红少苔，脉细数

第二节　滋润内燥剂

重点提示

麦门冬汤★★★（《金匮要略》）

麦门冬汤用人参，枣草粳米半夏存，

肺痿咳逆因虚火，清养肺胃此方珍。

1. 主治

（1）**虚热肺痿**

①辨证要点——咳吐涎沫，短气喘促，舌红少苔，脉虚数

②或有症状——口干咽燥

③病机特点——肺胃阴津耗损，胃火上炎

（2）胃阴不足

①辨证要点——气逆呕吐，舌红少苔，脉虚数

②或有症状——口渴咽干

③病机特点——胃阴不足，失和气逆

2. 功用——润肺益胃，降逆下气

3. 配伍意义

君　麦　冬——甘寒清润，养阴生津，滋液润燥，兼
　　　　　　　　清虚热

臣　人　参——健脾益气

佐　粳　米　⎫
　　大　枣　⎬益气养胃⎫
　（甘草）⎭　　　　　⎬和中滋液，培土生金

　　半　夏——降逆下气，⎧降逆以止咳呕
　　　　　　　化痰和胃　⎨开胃行津以润肺
　　　　　　　　　　　　⎩防大量麦冬滋腻壅滞

佐使　甘　草——调和诸药

4. 配伍特点

重用甘寒清润，少佐辛温降逆，滋而不腻，温而不燥，培土生金，肺胃并治。

养阴清肺汤★★《重楼玉钥》

养阴清肺是妙方，玄参草芍冬地黄，

薄荷贝母丹皮入，时疫白喉急煎尝。

1. 主治——阴虚肺燥之白喉

（1）辨证要点——喉间起白如腐，不易拭去，咽喉肿痛，
　　　　　　　　鼻干唇燥，脉数无力

（2）或有脉症——初起发热或不发热，或咳或不咳，呼
　　　　　　　　吸有声，似喘非喘。或脉细数

（3）病机特点——素体阴虚蕴热，复感燥气疫毒

2. 功用——养阴清肺，解毒利咽

3. 配伍意义

君　　生　地——养阴清热凉血

臣　　玄　参——清热解毒散结，
　　　　　　　　启肾水达于咽喉 ⎫
　　　　　　　　　　　　　　　　⎬ 助生地养阴清热解毒
　　　　麦　冬——养阴润肺清热，⎭
　　　　　　　　益胃生津润喉

佐　　薄　荷——辛凉宣散利咽

　　　　白　芍——敛阴和营泄热

　　　　丹　皮——凉血活血消肿

　　　　贝　母——润肺化痰散结

佐使　生甘草——清热解毒，调和药性

4. 配伍特点

甘寒辛凉，滋肾润肺，金水相生，清解寓散。

5. 使用注意

白喉忌表，尤忌辛温发汗。

百合固金汤★★★ （《慎斋遗书》）

　　　　　百合固金二地黄，玄参贝母桔甘藏，
　　　　　麦冬芍药当归配，喘咳痰血肺家伤。

1. 主治——肺肾阴亏，虚火上炎证

（1）辨证要点——咳嗽气喘，痰中带血，咽喉燥痛，舌红少苔，脉细数

（2）或有症状——头晕目眩，午后潮热

（3）病机特点——肺肾阴亏，虚火上炎

2. 功用——滋润肺肾，止咳化痰

3. 配伍意义

君　熟　地——补血
　　生　地——凉血 ｝滋补肾阴亦养肺阴 ｝滋肾润肺
臣　麦　冬
　　百　合 ｝滋养肺阴并润肺止咳 ｝金水并补
　　玄　参——助二地滋肾，降虚火

佐　贝　母——清热润肺，化痰止咳
　　当　归
　　白　芍 ｝补血敛肺止咳
　　贝　母——清热润肺，化痰止咳
　　桔　梗 ｛化痰散结，利咽喉
　　　　　　｛载药上行

佐使　生甘草——调和诸药，并与桔梗相伍利咽

4. 配伍特点

主以甘寒，肺肾同治，金水相生，润中寓清。

琼玉膏★ （申铁瓮方，录自《洪氏集验方》）

琼玉膏中生地黄，参苓白蜜炼膏尝，
肺枯干咳虚劳症，金水相滋效倍彰。

1. 主治——肺肾阴亏之肺痿

①辨证要点 { 干咳少痰，咽燥咯血，气短乏力，肌肉消瘦
舌红少苔，脉细数

②病机特点——肺肾阴亏，脾气虚弱，虚火灼津，阴虚
肺燥

2. 功用——滋阴润肺，益气补脾

3. 配伍特点

药精方简，甘凉濡润；肺肾同补，金水相生；肺脾兼治，培土生金。

玉液汤★ (《医学衷中参西录》)

玉液山药芪葛根，花粉知味鸡内金，

消渴口干溲多数，补脾固肾益气阴。

1. 主治——气阴两虚之消渴

（1）辨证要点——口干而渴，饮水不解，小便频数量多，
舌嫩红而干，脉虚细无力

（2）或有症状——小便混浊，困倦气短

（3）病机特点——元气不升，气阴不足，脾肾两虚

2. 功用——益气养阴，固肾生津

3. 配伍特点

甘温凉涩合法，脾肾同治，寓固肾于补脾之中，纳清降于生津之内。

增液汤★★ (《温病条辨》)

增液汤用玄地冬，无水舟停便不通，

或合硝黄作泻剂，补泄兼施妙不同。

1. 主治——阳明温病，津亏肠燥便秘证

①辨证要点 $\begin{cases} 大便秘结，口渴 \\ 舌干红，脉细数或沉而无力 \end{cases}$

②病机特点——热邪伤津，液亏肠燥，无水舟停

2. 功用——增液润燥

3. 配伍特点

重剂咸寒甘润，增水行舟，寓泻于补。

4. 加减运用

本方以滋润为主，为津液大伤，燥结不甚者设。若津液大伤，燥结已甚而成热结阴亏之证，且服增液汤大便不下者，治当滋阴增液与泄热通便并行，可加大黄、芒硝，即为"增液承气汤"（《温病条辨》），而成润下合剂。

难点提示

1. 麦门冬汤

本方为治肺胃阴虚、气火上逆所致虚热肺痿或胃阴不足、气逆呕吐之常用方。方中麦冬与半夏的用量配比为 7：1，如此，半夏温燥之性减而存用有三（见上述），与麦冬相反相成，构成润燥降逆之剂。

2. 养阴清肺汤

本方所治白喉系素体阴虚蕴热，复感燥气疫毒时邪而致，故治疗需在养阴清肺之中，辅以解毒利咽。方中薄荷散邪利咽。

3. 类方比较——增液汤与增液承气汤（表 15－5）

表 15 - 5　增液汤与增液承气汤比较表

增液汤	均为"增水行舟"之剂	用于肠燥津亏轻证
增液承气汤		为增液汤加大黄、芒硝，其泻下力尤强，用于肠燥津亏，热结较重者

第十六章 ▶ 祛湿剂

★★★ 掌握平胃散、藿香正气散、茵陈蒿汤、八正散、
　　　 三仁汤、五苓散、苓桂术甘汤、真武汤、实脾散、
　　　 完带汤、独活寄生汤
★★ 熟悉祛湿剂的概念，分类及使用注意
★★ 熟悉当归拈痛汤、二妙散、猪苓汤、防己黄芪汤、
　　甘草干姜茯苓白术汤、萆薢分清饮
★ 了解甘露消毒丹、连朴饮、五皮散、羌活胜湿汤

概　说

重点提示

概念★★

凡以化湿利水、通淋泄浊等作用为主，用于治疗水湿病症的方剂，统称为祛湿剂。属于"八法"中的"消法"。

分类★★

化湿和胃剂——湿邪中阻，脾胃失和证

清热祛湿剂——外感湿热，或湿热内蕴所致的湿温、黄疸、霍乱、热淋、痢疾、泄泻、痿痹等病证

利水渗湿剂——水湿壅盛所致的水肿、泄泻等

温化寒湿剂——阳虚不能化水或湿从寒化所致的痰饮、水肿、痹证、脚气等

祛湿化浊剂——湿浊下注所致的白浊、妇女带下等

祛风胜湿剂——风湿在表所致的头痛身重，或风湿痹阻经络所致的肢节不利、腰膝顽麻痛痹等证

使用注意★★

祛湿剂多由芳香温燥或甘淡渗利制品组成，易于耗伤阴津，且辛香之品亦易耗气，渗利之剂有碍胎元，故素体阴血不足，或病后体弱者及孕妇等应慎用。

第一节 化湿和胃剂

重点提示

平胃散★★★ (《简要济众方》)

平胃散是苍术朴，陈皮甘草四般药，

除湿散满祛瘴岚，调胃诸方从此扩。

若和小柴名柴平，煎加姜枣能除疟，

又不换金正气散，即是此方加夏藿。

1. 主治——湿滞脾胃证

(1) 辨证要点——脘腹胀满，舌苔白腻而厚

(2) 或有脉症——不思饮食，口淡无味，恶心呕吐，嗳气吞酸，肢体沉重，怠惰嗜卧，常多自利，脉缓

(3) 病机特点——湿阻气滞，脾胃失和

2. 功用——燥湿运脾，行气和胃

3. 配伍意义

君	苍 术——燥湿运脾	⎫ 相须为用
臣	厚 朴——行气除满	⎭
佐	陈 皮——理气和胃	⎫ 助君臣燥湿行气
	燥湿醒脾	⎭
佐使	甘 草——益气健脾，调和诸药	
	生 姜	⎫ 补脾和胃
	大 枣	⎭

4. 配伍特点

苦辛芳香温燥，主以燥化，辅以行气；主以运脾，兼以和胃。

5. 使用注意

本方中药物辛苦温燥，易耗气伤津，故阴津不足或脾胃虚弱者及孕妇不宜使用。

藿香正气散★★★ (《太平惠民和剂局方》)

藿香正气大腹苏，甘桔陈苓术朴俱，

夏曲白芷加姜枣，感伤岚瘴并能祛。

1. 主治——外感风寒，内伤湿滞证

(1) 辨证要点——恶寒发热，上吐下泻，舌苔白腻

(2) 或有脉症 $\begin{cases} 霍乱吐泻，头痛，胸膈满闷，脘腹疼痛， \\ 脉浮或濡缓 \\ 山岚瘴疟 \end{cases}$

(3) 病机特点——风寒在表，湿滞脾胃

2. 功用——解表化湿，理气和中

3. 配伍意义

君　藿　香 $\begin{cases} 外散风寒 \\ 内化湿滞 \\ 辟秽和中 \end{cases}$ 为治霍乱吐泻之要药

臣　半夏曲 理气燥湿

　　陈　皮 和胃降逆以止呕　$\Big\}$ 助藿香内化湿浊而止吐泻

　　白　术 健脾助运

　　茯　苓 除湿和中以止泻

佐　紫　苏 $\Big\}$ 助藿香外散风寒 $\begin{cases} 醒脾宽中、行气止呕 \\ 燥湿化浊 \end{cases}$

　　白　芷

大腹皮
厚　朴 ⎰行气化湿，畅中行滞

桔　梗——宣肺利膈，既益解表，又助化湿

生　姜
大　枣 ⎰内调脾胃，外和营卫

使　炙甘草——调和药性，并协姜、枣以和中

4. 配伍特点

表里同治而以除湿治里为主，脾胃同调而以升清降浊为要。

5. 使用注意

霍乱吐泻属湿热证者禁服本方

难点提示

1. 藿香正气散

本方为治疗夏月感寒伤湿，脾胃失和证之常用方。本方解表之力较弱，故"如欲汗出"，宜"热服"，且"衣被盖"。

2. 类方比较——藿香正气散与六和汤（表 16－1）

表 16－1　藿香正气散与六和汤比较表

藿香 正气散	均有藿、 苓、夏、 朴、草 皆具化 湿和中 之功	尚有紫苏、白芷、白术、陈皮、大腹皮、桔梗等药
		功兼解表散寒，且理气化湿之功较著
六和汤		伍香薷、人参、扁豆、杏仁、砂仁、木瓜等药
		兼具祛暑补脾之效，理气之功逊之
		所治证病情较轻，病位偏表，风寒表证较显，而腹痛吐泻等湿滞里证较轻，以恶寒发热、无汗、头身重痛为主，伴见胸闷等

第二节　清热祛湿剂

重点提示

茵陈蒿汤★★★（《伤寒论》）

> 茵陈蒿汤治疸黄，阴阳寒热细推详，
>
> 阳黄大黄栀子入，阴黄附子与干姜。
>
> 亦有不用茵陈者，加草柏皮栀子汤。

1. 主治——黄疸阳黄

（1）辨证要点 $\begin{cases} \text{一身面目俱黄，黄色鲜明} \\ \text{舌苔黄腻，脉沉数或滑数有力} \end{cases}$

（2）或有舌症——发热，无汗或但头汗出，口渴欲饮，
　　　　　　　　恶心呕吐，腹微满，小便短赤，大便
　　　　　　　　不爽或秘结，舌红

（3）病机特点——湿热瘀滞，熏蒸肝胆，发为阳黄

2. 功用——清热利湿退黄

3. 配伍意义

君　茵　陈——清利脾胃肝胆湿热
　　　　　　——为治黄疸要药 $\left.\begin{matrix} \\ \\ \\ \end{matrix}\right\}$ 使湿热从小便而去

臣　栀　子 $\begin{cases} \text{泄热降火} \\ \text{清利三焦湿热} \end{cases}$

佐　大　黄 $\begin{cases} \text{泻热逐瘀} \\ \text{通利大便} \end{cases}$ 使湿热瘀滞从大便而去

4. 配伍特点

苦寒清利通腑，分消退黄，药简效宏。

八正散★★★ (《太平惠民和剂局方》)

八正木通与车前，萹蓄大黄滑石研，

草梢瞿麦兼栀子，煎加灯草痛淋蠲。

1. 主治——热淋

（1）辨证要点——尿频尿急，溺时涩痛，舌苔黄腻，脉
滑数

（2）或有症状 $\begin{cases} \text{溺时淋沥不畅，尿色浑赤} \\ \text{甚则癃闭不通，小腹急满，口燥咽干} \end{cases}$

（3）病机特点——湿热下注，蕴结膀胱

2. 功用——清热泻火，利水通淋

3. 配伍意义

君　滑　石——清热利湿，

　　　　　　　利水通淋　　使湿热之邪从

　　木　通——上清心火，　小便而去　　　利尿通淋

　　　　　　　下利湿热　　　　　　　　　之效尤彰

臣　萹　蓄

　　瞿　麦　清热利水通淋

　　车前子

佐　山栀子仁——清热泻火，清利三焦湿热　令湿热由

　　大　黄——荡涤邪热，通利肠腑　　　　二便分消

佐使　甘　草——调和诸药，兼以清热缓急

　　　灯　心——利水通淋

4. 配伍特点

集寒凉降泄之品，纳通腑于清利之中。

三仁汤★★★ 《温病条辨》

三仁杏蔻薏苡仁，朴夏白通滑竹伦，

水用甘澜扬百遍，湿温初起法堪遵。

1. 主治——湿温初起及暑温夹湿之湿重于热证

（1）辨证要点——头痛恶寒，身重疼痛，午后身热，苔
　　　　　　　　白不渴

（2）或有脉症——肢体倦怠，面色淡黄，胸闷不饥，脉
　　　　　　　　弦细而濡

（3）病机特点——长夏之季感受湿热，卫阳被遏，脾胃
　　　　　　　　失和

2. 功用——宣畅气机，清利湿热

3. 配伍意义

君　　滑　石——清热利湿而解暑

臣　　薏苡仁——淡渗利湿以健脾，使湿热从下焦而去

　　　白蔻仁——芳香化湿，利气宽胸，畅中焦之脾气
　　　　　　　　以助祛湿

　　　杏　仁——宣利上焦肺气

佐　　通　草⎫
　　　竹　叶⎭助君药利湿清热之效

　　　半　夏⎫
　　　厚　朴⎭行气除满，化湿和胃

以甘澜水（又名"劳水"）煎药——取其下走之性以助
　　　　　　　　　　　　　　　　　利湿

4. 配伍特点

芳化苦燥寒清同用，宣上畅中渗下并行。

甘露消毒丹★ (《医效秘传》)

甘露消毒蔻藿香，茵陈滑石木通菖，

芩翘贝母射干薄，暑疫湿温为末尝。

1. 主治——湿温时疫之湿热并重证

(1) 辨证要点 $\begin{cases} 身热肢酸，口渴尿赤 \\ 或咽痛身黄，舌苔白腻或微黄 \end{cases}$

(2) 或有脉症 $\begin{cases} 胸闷腹胀，倦怠，颐咽肿痛，或身目发黄， \\ \quad 或泄泻淋浊 \\ 舌苔黄腻或干黄，脉濡数或滑数 \end{cases}$

(3) 病机特点——湿热疫毒，蕴于气分

2. 功用——利湿化浊，清热解毒

3. 配伍意义

君　滑　石——利水渗湿，清热解暑

　　茵　陈——清利湿热而退黄

　　黄　芩——清热燥湿，泻火解毒

臣　白豆蔻 $\left.\begin{array}{l} \\ \\ \end{array}\right\}$

　　石菖蒲　行气化湿，悦脾和中

　　藿　香

佐　连　翘

　　薄　荷

　　　　　　清热解毒，透邪散结，消肿利咽

　　射　干

　　贝　母

　　木　通——清热通淋，助君药导湿热从小便而去

4. 配伍特点

苦寒芳化渗利同用，上解中化下利并行。

连朴饮★（《霍乱论》）

> 连朴饮用香豆豉，菖蒲半夏焦山栀，
>
> 芦根厚朴黄连入，湿热霍乱此方施。

1. 主治——湿热霍乱

（1）辨证要点——呕吐泄泻，胸脘痞闷，舌苔黄腻，脉
濡数

（2）或有症状——口渴不欲多饮，心烦溺赤，霍乱吐泻

（3）病机特点——湿热内蕴，脾胃升降失常

2. 功用——清热化湿，理气和中

3. 配伍特点

苦辛合法，寒温并用，清化降利以和中。

当归拈痛汤★★（又名拈痛汤，《医学启源》）

> 当归拈痛羌防升，猪泽茵陈芩葛朋，
>
> 二术苦参知母草，疮疡湿热服皆应。

1. 主治——湿热相搏，外受风邪证

（1）辨证要点——肢节沉重肿痛，舌苔白腻微黄，脉数

（2）或有脉症——肩背沉重，或脚气肿痛，脚膝生疮，
脉濡数

（3）病机特点——风湿热邪留滞经脉关节，气血失畅

2. 功用——利湿清热，疏风止痛

3. 配伍特点

辛散清利之中寓补气养血之法，表里同治，上下分消。

二妙散★★（《丹溪心法》）

> 二妙散中苍柏煎，若云三妙膝须添，
>
> 痿痹足疾堪多服，湿热全除病自瘥；
>
> 再加苡仁名四妙，渗湿健脾功更全。

1. 主治——湿热下注证

（1）辨证要点——足膝肿痛，小便短赤，舌苔黄腻

（2）或有病症——筋骨疼痛，或两足痿软，或湿热带下，
　　　　　　　　或下部湿疮

（3）病机特点——湿热注于下焦

2. 功用——清热燥湿

3. 配伍特点

苦寒温燥相制，长于下焦，药简效专。

难点提示

1. 八正散

本方为治热淋之代表方。本方苦寒通利，凡淋证属湿热下注者均可加减用之。若属血淋者，加生地、小蓟、白茅以凉血止血；若为石淋，加金钱草、海金沙、石韦等以化石通淋，若属膏淋，加萆薢、菖蒲以分清化浊。《太平惠民和剂局方》曾载本方治"大人、小儿心经邪热，一切蕴毒"，乃取方中木通、山栀子仁、大黄、车前子、灯心等药，皆入心经以清热，并可泻火解毒；又合滑石、萹蓄、瞿麦诸清热利湿之品，通利小肠以导心热下行。

2. 类方比较

（1）小蓟饮子与八正散（表16－2）

表16－2　小蓟饮子与八正散比较表

小蓟饮子	均含滑石、山栀子、甘草、木通同具清热通淋之效，均可治疗淋证	以小蓟、生地、藕节、蒲黄等凉血止血药与利水通淋之品为伍，故宜于膀胱有热，灼伤血络之血淋
八正散		滑石、木通为君，配伍萹蓄、瞿麦、车前子、滑石、木通清热利水通淋；大黄荡涤邪热，通利肠腑；煎加灯心利水通淋，专于清热利尿通淋

（2）三仁汤与甘露消毒丹（表16－3）

表16－3　三仁汤与甘露消毒丹比较表

三仁汤	同具清热通淋之效，均可治疗淋证	杏仁、薏苡仁合白蔻仁为君，又配半夏、厚朴、通草、竹叶。重在宣畅气机、清利湿热主治湿温初起或暑温夹湿之湿重于热证，常见头痛恶寒，身重疼痛，午后身热，苔白不渴，肢体倦怠，面色淡黄，胸闷不饥，脉弦细而濡等
甘露消毒丹		重用滑石、茵陈、黄芩为君，臣以白豆蔻、石菖蒲、藿香行气化湿，悦脾和中；连翘、薄荷、射干、贝母清热解毒，透邪散结，消肿利咽；木通清热通淋主治湿温时疫之湿热并重证，常见身热肢酸，口渴尿赤或咽痛身黄，胸闷腹胀，倦怠，颐咽肿痛，或身目发黄，或泄泻淋浊，舌苔黄腻或微黄，脉濡数或滑数等

第三节 利水渗湿剂

重点提示

五苓散★★★（《伤寒论》）

　　　　五苓散治太阳腑，白术泽泻猪茯苓，

　　　　膀胱化气添官桂，利便消暑烦渴清。

1. 主治——蓄水证，痰饮，水湿内停证

（1）辨证要点——小便不利，舌苔白，脉浮或缓

（2）或有病症 { 头痛微热，烦渴欲饮，甚则水入即吐

脐下动悸，吐涎沫而头眩，或短气而咳

水肿，泄泻，小便不利，以及霍乱吐泻等

（3）病机特点——太阳表邪不解，循经传腑，以致膀胱

气化不利

2. 功用——利水渗湿，温阳化气

3. 配伍意义

君　泽　泻——利水渗湿

臣　茯　苓 } 助君药利水渗湿
　　猪　苓

佐　白　术——补气健脾以运化水湿，合茯苓健脾制

水，输津四布

　　桂　枝 { 温阳化气以助利水

辛温发散以祛表邪

4. 配伍特点

主入下焦而兼运中州，渗利之中寓化气之法。

5. 使用注意

《伤寒论》示人服后当饮暖水，可温助阳气，以发汗解表；再则汗出而肺气开宣，亦有助于利水渗湿。

猪苓汤★★ 《伤寒论》

猪苓汤用猪茯苓，泽泻滑石阿胶并，

小便不利兼烦渴，利水养阴热亦平。

1. 主治——水热互结伤阴证

（1）辨证要点 $\begin{cases} \text{小便不利，口渴（欲饮），身热} \\ \text{舌红，脉细数} \end{cases}$

（2）或有病症 $\begin{cases} \text{心烦不寐，或咳嗽，或呕恶，下利，} \\ \quad\text{苔白或微黄} \\ \text{热淋，血淋} \end{cases}$

（3）病机特点——伤寒之邪传里化热，与水相搏

2. 功用——利水渗湿，养阴清热

3. 配伍意义

君　猪　苓——淡渗利水

泽　泻 $\Big\}$利水渗湿$\begin{cases} \text{兼可泄热} \\ \text{兼可健脾} \end{cases}$
茯　苓

佐　滑　石——清热利水

阿　胶——滋阴止血$\begin{cases} \text{既益已伤之阴} \\ \text{又防诸药渗利重伤阴血} \end{cases}$

4. 配伍特点

甘寒淡渗，寓养血于清利之中，利水而不伤阴。

防己黄芪汤★★ (《金匮要略》)

　　黄芪防己除姜茯，术甘姜枣共煎尝，

　　此治风水与诸湿，身重汗出服之良。

1. 主治——表虚之风水或风湿

（1）辨证要点——汗出恶风，小便不利，苔白脉浮

（2）或有舌症——身重或肿，或肢节疼痛，舌淡

（3）病机特点——肺脾气虚，风湿外袭，或脾虚失运，
　　　　　　　　　水湿内停，复感风邪，风湿客于肌
　　　　　　　　　腠，流注关节，痹阻筋脉

2. 功用——益气祛风，健脾利水

3. 配伍意义

君　　防　己——祛风除湿以止痛 ⎫祛风除湿而不伤正
　　　黄　芪——益气固表而利水 ⎭益气固表而不恋邪

臣　　白　术——补气健脾祛湿 ⎰既助防己祛湿行水之力
　　　　　　　　　　　　　　　 ⎱又增黄芪益气固表之功

佐　　生　姜——助防己祛风湿 ⎫调和营卫
　　　大　枣——助芪、术补脾气 ⎭

佐使　甘　草——益气和中，调和诸药

4. 配伍特点

祛风除湿与益气固表并用，祛邪而不伤正，固表而不
留邪。

5. 使用注意

服本方后，患者可能出现"如虫行皮中""从腰下如冰"
之感，此乃胃阳振奋风湿欲解，湿邪下行之兆。"以被绕腰"，
意在保暖以助汗出。

五皮散★ (《中藏经》)

> 五皮散用五般皮，陈茯姜桑大腹奇，
>
> 或用五加易桑白，脾虚肤胀此方司。

1. **功用**——利水消肿，理气健脾

2. **主治**——水停气滞之皮水证

   ——一身悉肿，肢体沉重，心腹胀满，上气喘急，小便不利，以及妊娠水肿，苔白腻，脉沉缓

3. **配伍特点**

纳行气于利水之中，佐肃肺于健运之内，"以皮行皮"。

难点提示

类方比较——五苓散与猪苓汤（表16-4）

表16-4　五苓散与猪苓汤比较表

五苓散	均含泽泻、猪苓、茯苓 具利水渗湿之功皆可用于小便不利、身热口渴之证	由膀胱气化不利，水湿内盛而致，故配伍桂枝温阳化气兼解太阳未尽之邪，白术健脾燥湿，共成温阳化气利水之剂
猪苓汤		乃因邪气入里化热，水热互结，灼伤阴津而成里热阴虚、水湿停蓄之证，故配伍滑石清热利湿，阿胶滋阴润燥，共成利水清热养阴之方

第四节 温化寒湿剂

重点提示

苓桂术甘汤★★★（《金匮要略》）

苓桂术甘化饮剂，温阳化饮又健脾，

饮邪上逆胸胁满，水饮下行悸眩去。

2. 主治——中阳不足之痰饮

（1）辨证要点——胸胁支满，目眩心悸，舌苔白滑

（2）或有脉症——短气而咳，脉弦滑或沉紧

（3）病机特点——中阳素虚，饮停心下

2. 功用——温阳化饮，健脾利水

3. 配伍意义

君　茯　苓 $\left\{\begin{array}{l}健脾 \\ 利水 \\ 渗湿\end{array}\right\}$ $\begin{array}{l}消已聚之饮 \\ 杜生痰之源\end{array}$

臣　桂　枝——温阳化气

佐　白　术——健脾燥湿

$\left\{\begin{array}{l}苓、桂相伍，温阳行水之功著 \\ 桂、术相须，健脾祛湿之力强\end{array}\right\}$治病求本

佐使　炙甘草 $\left\{\begin{array}{l}补中益气 \left\{\begin{array}{l}配桂枝辛甘化阳，温补中焦 \\ 合白术益气健脾，崇土制水\end{array}\right. \\ 调和诸药\end{array}\right.$

4. 配伍特点

淡渗甘温合法，温而不热，利而不峻，为治痰饮之和剂。

甘草干姜茯苓白术汤★★ (又名肾著汤，《金匮要略》)

> 肾著汤内用干姜，茯苓甘草白术囊，
>
> 伤湿身重与腰冷，亦名甘姜苓术汤。

1. 主治——肾著病

（1）辨证要点——腰重冷痛，苔白不渴，脉沉迟或沉缓

（2）或有脉症——身重，腰重如带五千钱，饮食如故，
                        小便自利，舌淡

（3）病机特点——寒湿外侵，痹着于腰部

2. 功用——祛寒除湿

3. 配伍意义

君　　干　姜 $\left\{ \begin{array}{l} 温中燠土 \\ 以散寒湿 \end{array} \right.$

臣　　茯　苓——与干姜相配，热以胜寒，利以渗湿，
                        使寒去湿消

佐　　白　术——健脾燥湿，助茯苓祛湿

佐使　甘　草——调和药性

$\left\{ \begin{array}{l} 合术、苓补脾助运以祛湿止痛 \\ 合干姜辛甘化阳以培土散寒 \end{array} \right.$

4. 配伍特点

辛热温散以祛寒，甘淡健脾以渗湿，治在中州。

真武汤★★★ (《伤寒论》)

> 真武汤壮肾中阳，茯苓术芍附生姜，

少阴腹痛有水气，悸眩瞤惕保安康。

1. 主治——阳虚水泛证；太阳病发汗太过，阳虚水泛证

(1) 辨证要点——小便不利，肢体沉重或浮肿，舌质淡胖，苔白，脉沉

(2) 或有脉症——四肢疼痛，畏寒肢冷，腹痛，下利，或咳，或呕，苔白滑，脉沉细，汗出不解，其人仍发热，心下悸，头眩，身瞤动，振振欲擗地

(3) 病机特点——脾肾阳虚，水湿泛滥

2. 功用——温阳利水

3. 配伍意义

君 附 子 ┫ 温肾助阳以化气行水
　　　　　　暖脾抑阴以温运水湿

臣 茯 苓 ┫ 补气健脾 ┓
　　 白 术 ┃ 利水渗湿 ┣ 合附子温脾阳而助运化

佐 生 姜 ┫ 配附子温阳散寒
　　　　　　伍苓、术辛散水气，和胃而止呕

　　 白 芍 ┫ 利小便以行水气
　　　　　　柔肝缓急以止腹痛
　　　　　　敛阴舒筋以解筋肉瞤动
　　　　　　防止附子燥热伤阴

4. 配伍特点

辛热渗利合法，纳酸柔于温利之中，脾肾兼顾，重在温肾。

实脾散★★★（《严氏济生方》）

实脾苓术与木瓜，甘草木香大腹加，

草果附姜兼厚朴，虚寒阴水效堪夸。

1. 主治——脾肾阳虚，水气内停之阴水

(1) 辨证要点 $\begin{cases} 身半以下肿甚，胸腹胀满 \\ 舌淡苔腻，脉沉迟 \end{cases}$

(2) 或有症状——手足不温，口中不渴，大便溏薄，脉沉弦而迟

(3) 病机特点——脾肾阳虚，阳不化水，水气内停

2. 功用——温阳健脾，行气利水

3. 配伍意义

君 附 子——温肾阳，助气化以祛湿
炮干姜——暖脾阳，助运化以制水
$\left.\begin{array}{l}温肾暖脾 \\ 扶阳抑阴\end{array}\right\}$
$\left.\begin{array}{l}补火助阳 \\ 崇土实脾 \\ 利水渗湿\end{array}\right.$

臣 茯 苓——渗湿健脾
白 术——利水消肿

佐 厚 朴
木 香 行气利水 $\left.\begin{array}{l}气化则湿化 \\ 气顺则胀消\end{array}\right.$
槟 榔

木 瓜——除湿和中

草 果——温中燥湿

佐使 甘 草——温散水气
生 姜——温散水气 益脾和中
大 枣

4. 配伍特点

辛热与淡渗合法，纳行气于温利之中，脾肾兼顾，主以实脾。

难点提示

1. 苓桂术甘汤

本方为治疗中阳不足痰饮病之代表方。

2. 真武汤

本方为温阳利水之基础方，主治阳虚水湿泛溢之证。

3. 类方比较

（1）五苓散与苓桂术甘汤（表16－5）

表16－5　五苓散与苓桂术甘汤比较表

五苓散	皆有茯苓、桂枝、白术三药均有温阳化阴之功 用于治疗痰饮病	以泽泻为君，臣以茯苓、猪苓，直达下焦 功以利水渗湿为主 主治饮停下焦之脐下悸、头眩、吐涎沫等症
苓桂术甘汤		以茯苓为君，配伍桂温阳化饮，四药皆入中焦脾胃 主治饮停中焦之胸胁支满、头眩、心下悸等症

（2）真武汤与实脾散（表16－6）

表16-6 真武汤与实脾散比较表

真武汤	均含炮附子、茯苓、白术、生姜 均治阳虚水肿 皆具温补脾肾，利水渗湿之功	以附子为君，配伍芍药、生姜，偏于温肾，温阳利水之中兼以敛阴柔筋，缓急止痛 主治肾阳不足，水气内停之小便不利、浮肿者
实脾散		以附子、干姜为君，温脾助阳之力更胜，且佐入木香、厚朴、草果等行气导滞之品 主治脾肾阳虚水肿，兼有胸腹胀满等气滞者

第五节 祛湿化浊剂

重点提示

萆薢分清饮★★（原名萆薢分清散，《杨氏家藏方》）

　　萆薢分清石菖蒲，萆薢乌药益智俱，

　　或益茯苓盐煎服，通心固肾浊精驱。

1. 主治——下焦虚寒之膏淋、白浊

（1）辨证要点 { 小便浑浊频数
舌淡苔白，脉沉

（2）病机特点——下焦虚寒，湿浊不化

2. 功用——温肾利湿，分清化浊

3. 配伍意义

　　君　萆　薢——可利湿祛浊，为治疗白浊、膏淋之要药

臣　　益智仁——温补肾阳，涩精缩尿

佐　　石菖蒲——化浊祛湿，兼祛膀胱之寒，以助萆薢
　　　　　　　　分清化浊

　　　　乌　药——温肾散寒，行气止痛，能除膀胱冷气，
　　　　　　　　治小便频数

使　　盐——咸以入肾，引药直达下焦

4. 配伍特点

利温相合，通中寓涩，分清别浊，药简效专。

完带汤★★★ （《傅青主女科》）

　　　　完带汤中用白术，山药人参白芍辅，

　　　　苍术车前黑芥穗，陈皮甘草与柴胡。

1. 主治——脾虚肝郁，湿浊下注之带证

（1）辨证要点——带下色白，清稀无臭，舌淡苔白，脉
　　　　　　　　濡缓

（2）或有症状——倦怠便溏

（3）病机特点——脾虚肝郁，带脉失约，湿浊下注

2. 功用——补脾疏肝，化湿止带

3. 配伍意义

君　　白　术——健脾而化湿浊 ⎫
　　　　　　　　　　　　　　　⎬ 补脾肾，祛湿浊，约带脉
　　　　山　药——补肾以固带脉 ⎭

臣　　人　参——补中益气，助君药补脾之力

　　　　苍　术——燥湿运脾 ⎫
　　　　　　　　　　　　　　⎬ 增君药祛湿之能
　　　　车前子——利湿泄浊 ⎭

　　　　白　芍——柔肝理脾，使肝木条达而脾土自强

佐　　陈　皮——理气和中

$$柴\ 胡 \atop 芥\ 穗 \Bigg\} 升散 \begin{cases} 得白术可升发脾胃清阳 \\ 配白芍可舒达肝气以适肝性 \end{cases}$$

使 甘 草——和中调药

4. 配伍特点

扶土抑木，补中寓散，升清除湿，肝脾同治，重在治脾。

第六节 祛风胜湿剂

📖 **重点提示**

羌活胜湿汤★《脾胃论》）

  羌活胜湿羌独芎，甘蔓藁本与防风，

  湿气在表头腰重，发汗升阳有奇功。

1. 主治——风湿犯表之痹证

（1）辨证要点——头痛身重，或腰脊疼痛，苔白脉浮

（2）或有症状——肩背痛不可回顾，难以转侧

（3）病机特点——汗出当风，或久居湿地，风湿之邪侵

          袭肌表

2. 功用——祛风胜湿止痛

3. 配伍意义

君 羌 活 ⎤祛风除湿，通利关节
     独 活 ⎦散周身风湿而止痹痛

臣 防 风——散风胜湿而治一身之痛

     川 芎——上行头目，旁通络脉

佐 藁 本——疏散太阳经之风寒湿邪，且善达颠顶

而止头痛

蔓荆子——轻浮上行，主散头面之邪，并可清利头目

佐使 甘 草——缓诸药辛散之性，并调和诸药

4. 配伍特点

独取辛温行散之法，量小轻扬微汗蠲痹。

独活寄生汤★★★ 《备急千金要方》

独活寄生艽防辛，芎归地芍桂苓均，

杜仲牛膝人参草，顽痹风寒屈能伸。

1. 主治——痹症日久，肝肾两虚，气血不足证

（1）辨证要点——腰膝冷痛，关节屈伸不利，心悸气短，

舌淡苔白，脉细弱

（2）或有舌症——肢节麻木不仁，畏寒喜温

（3）病机特点——风寒湿痹日久不愈，损伤肝肾，耗伤气血

2. 功用——祛风湿，止痹痛，益肝肾，补气血

3. 配伍意义

君 独 活——祛下焦风寒湿邪而除痹痛

臣 细 辛——发散阴经风寒，

搜剔筋骨风湿

秦 艽

防 风 祛风胜湿，活络舒筋 助君祛风胜湿

宣痹止痛

肉桂心——温里祛寒，通行血脉

佐 当 归

芍 药

地 黄 养血活血 治风先治血

川 芎 血行风自灭

人 参
茯 苓 } 补气健脾

佐使 甘 草——调和诸药

4. 配伍特点

辛温行散与甘温滋柔合法,纳益肝肾、补气血于祛邪蠲痹之中,邪正兼顾。

📖 **难点提示**

1. 独活寄生汤

本方为治疗风寒湿痹日久,肝肾两虚,气血不足证之常用方。寓"治风先治血,血行风自灭"之意。

2. 类方比较——羌活胜湿汤与九味羌活汤(表 16 – 7)

表 16 –7 羌活胜湿汤与九味羌活汤与比较表

羌活胜湿汤	均用羌活、防风、川芎、甘草皆可祛风除湿止痛治疗风湿在表之风湿头痛	配伍独活、藁本、蔓荆子,以祛周身风湿见长,方中各药用量较小,发汗之力逊之主治风湿客于肌表经络之证,以头身、腰脊重痛为主
九味羌活汤		配伍细辛、白芷、苍术及生地、黄芩,发汗解表力强,兼能清热主治风寒湿邪在表而里有蕴热之证,以恶寒发热为主,兼见口苦微渴

第十七章 ▶ 祛痰剂

★★★掌握二陈汤、温胆汤、清气化痰丸、半夏白术天
麻汤
★★熟悉祛痰剂的概念、分类及使用注意
★★熟悉小陷胸汤、滚痰丸、贝母瓜蒌散、苓甘五味姜
辛汤
★了解茯苓丸、三子养亲汤、定痫丸

概　说

重点提示

概念★★

凡以消除痰涎作用为主，用于治疗各种痰病的方剂，统称为祛痰剂。

分类★★

> 燥湿化痰剂——湿痰证
> 清热化痰剂——热痰证
> 润燥化痰剂——燥痰证
> 温化寒痰剂——寒痰证
> 治风化痰剂——风痰证

使用注意★★

1. 辨别痰证之性质，分清寒热燥湿之不同而选用相应的方剂。

2. 对于咳嗽痰黏难咳或有咳血倾向者，则不宜应用辛温燥烈之剂，以免引起咳血。

3. 表邪未解或痰多者，慎用滋润之品，以防壅滞留邪。

第一节 燥湿化痰剂

重点提示

二陈汤★★★（《太平惠民和剂局方》）

> 二陈汤用半夏陈，益以茯苓甘草成，
>
> 利气调中兼去湿，一切痰饮此方珍。

1. 主治——痰湿证

（1）辨证要点 $\begin{cases} 咳嗽，呕恶，痰多色白易咯 \\ 舌苔白腻，脉滑 \end{cases}$

（2）或有症状——胸膈痞闷，肢体困重，头眩心悸

（3）病机特点——脾失健运，聚湿成痰

2. 功用——燥湿化痰，理气和中

3. 配伍意义

君　半　夏——燥湿化痰，降逆和胃，散结消痞

臣　橘　红——理气行滞，燥湿化痰

佐　茯　苓——渗湿健脾以杜生痰之源

　　生　姜 $\begin{cases} 既制半夏之毒 \\ 又助半夏降逆 \end{cases}$

　　乌　梅 $\begin{cases} 收敛肺气 \\ 与半夏为伍，散中有收 \end{cases}$

佐使　甘　草——调和诸药

4. 配伍特点

燥化之中寓行运之法，重在治脾以消痰。

5. 加减运用

本方为燥湿化痰的基础方，加减化裁可用于多种痰证：

湿痰——可加苍术、厚朴以增燥湿化痰之力

热痰——可加胆星、瓜蒌以清热化痰

寒痰——可加干姜、细辛以温化寒痰

风痰眩晕——可加天麻、僵蚕以化痰息风

食痰——可加莱菔子、麦芽以消食化痰

郁痰——可加香附、青皮、郁金以解郁化痰

痰流经络之瘰疬、痰核——可加海藻、昆布、牡蛎以软
坚化痰

6. 使用注意

若阴虚燥咳，痰中带血者，不宜使用本方。

茯苓丸★（又名治痰茯苓丸，《全生指迷方》，录自
《是斋百一选方》）

《指迷》茯苓丸最精，风化芒硝枳半并，

臂痛难移脾气阻，停痰伏饮有嘉名。

1. 主治——痰伏中脘，流注经络证

（1）辨证要点——两臂酸痛或抽掣，手不得上举，或左
右时复移，脉弦滑

（2）或有脉症——两手麻木，四肢浮肿，脉弦细

（3）病机特点——痰停中脘，"滞于肠胃，流于经络"

2. 功用——燥湿行气，软坚化痰

3. 配伍意义

君　　半　夏——燥湿化痰 ⎤消已生之痰

臣　　茯　苓——健脾渗湿 ⎦杜生痰之源

佐　　枳　壳——理气宽中，气顺则痰消

风化朴硝 {
软坚润下，消痰破结
与半夏相伍，消解顽痰，相制为用
与茯苓相伍，分消结滞之伏痰
}

佐使　姜　汁 {
开胃化痰
制约半夏毒性
}

4. 配伍特点

寓咸润软坚于辛燥行化之中，消下并用。

5. 使用注意

风湿臂痛者不宜使用本方。

温胆汤★★★（《三因极一病证方论》）

温胆夏茹枳陈助，佐以茯草姜枣煮，

理气化痰利胆胃，胆郁痰扰诸症除。

1. 主治——胆胃不和，痰热内扰证

(1) 辨证要点——虚烦不眠，眩悸呕恶，苔白腻微黄，

　　　　　　　脉弦滑

(2) 或有病症——胆怯易惊，眩晕，癫痫

(3) 病机特点——胆胃不和，痰热内扰

2. 功用——理气化痰，清胆和胃

3. 配伍意义

君　半　夏——燥湿化痰，和胃止呕

臣　竹　茹——清胆和胃，清热化痰， } 化痰和胃，清胆热

　　　　　　除烦止呕 } 胆胃得和，烦呕自除

佐　陈　皮——理气和中，燥湿化痰

　　枳　实——破气化痰

茯　苓——渗湿健脾消痰

生　姜
大　枣 } 和中培土，水湿无以留聚

使　甘　草——益气和中，调和诸药

4. 配伍特点

化痰与理气共施，温而不燥；清胆和胃并行，凉而不寒。

5. 加减运用

十味温胆汤即温胆汤去清热化痰之竹茹，加益气养血、补心安神之人参、熟地黄、五味子、酸枣仁、远志而成。适用于痰浊内扰，气血不足之心胆虚怯、神志不宁证。

难点提示

1. 二陈汤

方中半夏与橘红等量合用，既增强燥湿化痰之力，又体现治痰先理气之意；且两药皆以陈久者良，而无过燥之弊，故方名"二陈"。复用少许乌梅，收敛肺气，与半夏、橘红相伍，散中兼收，防其燥散伤正之虞。

2. 温胆汤

本方是治疗胆郁痰扰所致不眠、惊悸、呕吐及眩晕、癫痫的常用方。通过理气化痰以和胃，胃气和降以利胆，俾胆无邪扰，复其宁谧之性、少阳温和之气，故以"温胆"名之。

3. 类方比较——温胆汤与酸枣仁汤（表17-1）

表 17 – 1　温胆汤与酸枣仁汤比较表

温胆汤	均治疗虚烦不眠等证	胆胃不和、痰热内扰所致，故用药重在理气化痰、清胆和胃，使得痰热得清，则虚烦自除
酸枣仁汤		心肝血虚兼阴虚内热所致，其组方重在养血安神、清热除烦，使心肝得养、虚热得清，则虚烦可止

第二节　清热化痰剂

重点提示

清气化痰丸★★★（《医方考》）

　　清气化痰星夏橘，杏仁枳实瓜蒌仁，

　　茯苓姜汁为糊丸，气顺火消痰自失。

1. 主治——热痰咳嗽

（1）辨证要点——咯痰黄稠，胸膈痞闷，舌红苔黄腻，脉滑数

（2）或有症状——气急呕恶，烦躁不宁

（3）病机特点——热淫于内，灼津成痰，痰热互结

2. 功用——清热化痰，理气止咳

3. 配伍意义

君　　胆　星——清热豁痰

臣　　瓜蒌仁——清热化痰 ｝助君药以增强清肺热、化痰
　　　黄　芩——清泻肺火 ｝结之力
　　　制半夏——化痰散结 ｝化痰散结、降逆止呕

佐　　杏　仁——降利肺气
　　　陈　皮——理气化痰
　　　枳　实——破气化痰
　　　茯　苓——健脾渗湿

使　　姜　汁——制半夏毒，增强祛痰降逆之力

4. 配伍特点——苦寒与辛燥合法，清化佐以行降，气顺火清痰消

小陷胸汤★★ （《伤寒论》）

小陷胸汤连夏蒌，宽胸开结涤痰周，
邪热大陷胸汤治，甘遂硝黄一泻柔。

1. 主治——痰热互结之小结胸证

（1）辨证要点 ｛心下痞闷，按之则痛 / 舌红苔黄腻，脉滑数
（2）或有症状——心胸闷痛，咯痰黄稠
（3）病机特点——伤寒表证误下，邪热内陷，痰热结于心下之小结胸证

2. 功用——清热化痰，宽胸散结

3. 配伍意义

君　全瓜蒌 ｛清热涤痰以除胸中之痰热邪气 / 利气散结而宽胸以治气郁不畅之胸满痞痛

臣　黄　连 ｛泻热降火 / 助瓜蒌清热化痰

半　夏 $\begin{cases} 祛痰降逆，开结消痞 \\ 与黄连为伍，清热化痰，开郁除痞 \end{cases}$

4. 配伍特点

苦辛润相合，辛开苦降，润燥相得，消痰除痞，药简效专。

滚痰丸★★（又名礞石滚痰丸，《泰定养生主论》，

录自《玉机微义》）

滚痰丸用青礞石，大黄黄芩沉水香，

百病多因痰作祟，顽痰怪证力能匡。

1. 主治——实热老痰证

（1）辨证要点 $\begin{cases} 癫狂惊悸，大便干燥 \\ 舌苔黄腻，脉滑数有力 \end{cases}$

（2）或有症状——昏迷，怔忡，不寐怪梦，咳喘痰稠，

胸脘痞闷，眩晕耳鸣绕项结核，口眼

蠕动，骨节猝痛难以名状，噎息烦闷

（3）病机特点——实热老痰，久积不去

2. 功用——泻火逐痰

3. 配伍特点

重坠攻下之中，纳苦寒清降之法，药简效宏。

4. 使用注意

（1）因本方药力峻猛，体虚之人及孕妇均不可轻用，以免损伤正气。

（2）可根据病情之轻重、病势之缓急，以及药后反应而增减药量：急重病，每服 9～12g；慢性病，每服 6～9g。均临卧服。

（3）服药后多见腹泻，此乃顽痰浊垢自肠道而下之象。

难点提示

1. 清气化痰丸

方中制半夏虽辛温，但与苦寒之黄芩相合，一化痰散结，一清热降火，相制为用，共为臣药。

2. 类方比较——小陷胸汤与大陷胸汤（表17-2）

表17-2 小陷胸汤与大陷胸汤比较表

小陷胸汤	主治热实结胸	所治证为痰热互结心下，病位局限，病情相对较轻，病势较缓，临证仅见胸脘痞闷、按之始痛、脉象浮滑为特征，治宜清热化痰、宽胸散结，方用瓜蒌与黄连、半夏相伍，重在清热涤痰散结
大陷胸汤		所治证为水热互结心下，涉及胸腹，病情较重，病势较急，临证以心下痛、按之石硬、甚则从心下至少腹硬满而痛不可近、脉象沉紧为特征。故用大黄、芒硝与甘遂配伍，泻热逐水破结

第三节　润燥化痰剂

重点提示

贝母瓜蒌散★★（《医学心悟》）

贝母瓜蒌天花粉，橘红茯苓加桔梗，

肺燥有痰咳难出，润肺化痰此方珍。

1. 主治——燥痰咳嗽

（1）辨证要点——咳嗽痰少，咯痰不爽，涩而难出，咽
喉干燥，苔白而干

（2）病机特点——燥热伤肺，灼津成痰，燥痰阻肺，肺
失清肃

2. 功用——润肺清热，理气化痰

3. 配伍意义

君　贝　母 { 清热化痰 / 润肺止咳 }
　　　　　　　　　　　　增强清润化痰止咳之力
臣　瓜　蒌 { 清热涤痰 / 利气润燥 }

佐　天花粉——清肺生津，润燥化痰

　　橘　红——理气化痰
　　　　　　　　　　　　　　　 } 气顺痰消
　　茯　苓——健脾渗湿以祛痰

　　桔　梗——宣利肺气，化痰止咳

4. 配伍特点

重用甘寒，清润化痰而不伤津。

难点提示

1. 贝母瓜蒌散

无论湿痰抑或是燥痰，皆配伍橘红理气化痰、茯苓健脾
渗湿，此乃祛痰剂配伍通则，但橘红温燥、茯苓渗利，故用
量颇轻，少佐于贝母、瓜蒌、花粉等寒性药物中，则可去性
留用，并能加强脾运，输津以润肺燥。

2. 类方比较——贝母瓜蒌散、桑杏汤与清燥救肺汤（表 17－3）

表 17－3　贝母瓜蒌散、桑杏汤与清燥救肺汤比较表

贝母瓜蒌散	皆能清润肺燥而止咳，用治有燥热之咳嗽证	重在润肺祛痰，润燥与祛痰两相兼顾 主治燥痰咳嗽证，故以咳嗽痰少而黏，涩而难出，咽干口燥，舌苔干为主
桑杏汤		用药轻清宣透，偏于轻宣肺经温燥之邪而化痰止咳，其宣散之力大于清润化痰之力 适用于温燥外袭，肺燥津伤轻证，症见身热不甚，干咳或痰少而黏，脉浮数者
清燥救肺汤		重在清燥润肺，止咳平喘，兼能养阴益气 适用于温燥伤肺之重证，症见身热，心烦口渴，干咳无痰，气逆而喘，舌红少苔

第四节　温化寒痰剂

重点提示

苓甘五味姜辛汤★★（《金匮要略》）

　　苓甘五味姜辛汤，温肺化饮常用方，

　　半夏杏仁均可加，寒痰水饮咳嗽康。

1. 主治——寒饮咳嗽

（1）辨证要点——咳嗽痰多，清稀色白，舌苔白滑，脉弦滑

(2) 或有症状——胸膈痞闷

(3) 病机特点——脾阳不足，寒从中生，运化失司，聚
湿成饮；加之肺寒，肺失宣降，津失
敷布，聚而为饮

2. 功用——温肺化饮

3. 配伍意义

君　干　姜 { 温肺化饮
温脾化湿

臣　细　辛 { 温肺散寒化饮
助干姜温散凝聚之寒饮 } 温肺化饮之力倍增

　　茯　苓——健脾渗湿，化已聚之痰，杜生痰之源

佐　五味子 { 敛肺止咳
防辛散耗伤肺气，又使肺脏宣降有权

使　甘　草——和中，调和药性

4. 配伍特点

温散之中佐以酸收，开阖相济，温肺散饮。

三子养亲汤★（《韩氏医通》）

三子养亲痰火方，芥苏莱菔共煎汤，

大便实硬加熟蜜，冬寒更可加生姜。

1. 主治——痰壅气逆食滞证

(1) 辨证要点——咳嗽喘逆，痰多胸痞，食少难消，舌
苔白腻，脉滑

(2) 病机特点——痰壅食滞，肺失宣降

2. 功用——温肺化痰，降气消食

3. 配伍意义

白芥子——温肺化痰，利气畅膈

苏　子——降气化痰，止咳平喘

莱菔子——消食导滞，降气祛痰

4. 配伍特点

祛痰理气消食共用，为药简治标之剂。

5. 使用注意

本方终属治标之剂，绝非治本之图，服后一俟病情缓解，即当标本兼治。气虚者禁用本方。

📖 **难点提示**

1. 苓甘五味姜辛汤

苓甘五味姜辛汤原治支饮服小青龙汤后，咳虽减，但其人冲气上逆，出现气从小腹上冲胸咽之状，继投桂苓五味甘草汤，服已，冲气虽平，而反更咳、胸满者。因证无表寒，冲气已平，故不用麻黄、桂枝解表散寒；寒饮尚存，故仍用干姜、细辛温肺散寒化饮；为防干姜、细辛耗伤肺气，又佐以五味子敛肺止咳，与干姜、细辛相伍，一温一散一敛，使散不伤正，敛不留邪，且能调节肺司开合之职，为仲景用治寒饮犯肺的常用组合；因饮邪较重，故配茯苓健脾渗湿，以杜生痰之源；甘草和中调药。

2. 类方比较

苓甘五味姜辛汤与小青龙汤（表17-4）

表 17 - 4　苓甘五味姜辛汤与小青龙汤比较表

苓甘五味姜辛汤	均用干姜、细辛、五味子，皆有温肺化饮之功，可治疗寒饮内停所致咳嗽痰稀色白	功专温肺化饮，而无解表之功
小青龙汤		既可温肺化饮，又能发散风寒，适用于外感风寒、内有水饮者

第五节　治风化痰剂

重点提示

半夏白术天麻汤★★★（《医学心悟》）

半夏白术天麻汤，苓草橘红枣生姜，

眩晕头痛风痰证，痰化风息复正常。

1. 主治——风痰上扰证

（1）辨证要点——眩晕，头痛，舌苔白腻，脉弦滑

（2）或有症状——胸膈痞闷，恶心呕吐

（3）病机特点——脾虚生湿，湿聚成痰，引动肝风，肝风夹湿痰上扰清窍

2. 功用——化痰息风，健脾祛湿

3. 配伍意义

君　半夏 ⎰ 燥湿化痰
　　　　 ⎱ 降逆止呕 ⎰
　　　　　　　　　　　⎱ 化痰息风
　　天麻 ⎰ 平肝息风
　　　　 ⎱ 而止眩晕

臣　白　术——健脾燥湿 ⎫
　　茯　苓——健脾渗湿 ⎬ 治生痰之源，助君药化痰息风

佐　橘　红——理气化痰，气顺痰消

使　甘　草——调药和中

　　生姜、大枣——调和脾胃

4. 配伍特点

"二陈"治痰之法伍息风之品，肝脾同调而成治风痰之剂。

定痫丸★（《医学心悟》）

> 定痫二茯贝天麻，丹麦陈蒲远半夏，
> 胆星全蝎蚕琥珀，竹沥姜汁草朱砂。

1. 主治——痰热痫证

（1）辨证要点——忽然发作，眩仆倒地，不省高下，目斜口歪，甚则抽搐，痰涎直流，叫喊作声，舌苔白腻微黄，脉弦滑略数

（2）病机特点——肝风夹痰，闭阻心窍

2. 功用——涤痰息风，清热定痫

3. 配伍特点

清化与息风共施，醒神与镇惊并行。

难点提示

半夏白术天麻汤系二陈汤加味而成，在原燥湿化痰的基础上，加入健脾燥湿之白术、平肝息风之天麻，而组成化痰息风之剂。方中半夏燥湿化痰，降逆止呕；天麻平肝息风，而止头眩。两者合用，长于化痰息风。

第十八章 ▸ 消食剂

★★★掌握保和丸、健脾丸

★★熟悉消导剂的概念、分类及使用注意

★★熟悉枳实导滞丸、木香槟榔丸

★了解葛花解酲汤

概　说

重点提示

概念★★

凡以消食运脾、化积导滞等作用为主，用于治疗各种食积证的方剂，统称消食剂。属于"八法"中的"消法"。

分类★★

消食化滞剂——食积内停之证

健脾消食剂——脾胃虚弱，食积内停之证

使用注意★★

1. 本类方剂作用较泻下剂缓和，但仍属克削或攻伐之剂，应中病即止，不宜长期服用，且多用丸剂，取其渐消缓散。

2. 纯虚无实者则当禁用。

第一节　消食化滞剂

重点提示

保和丸★★★ （《丹溪心法》）

保和神曲与山楂，苓夏陈翘菔子加，

曲糊为丸麦汤下, 亦可方中用麦芽。

1. 主治——食积证

(1) 辨证要点——脘腹胀满, 嗳腐厌食, 苔厚腻, 脉滑

(2) 或有症状——吞酸, 呕逆, 大便泄泻 (臭如败卵, 泻后痛减)

(3) 病机特点——饮食不节, 食积内停, 阻滞气机, 脾胃升降失常

2. 功用——消食化滞, 理气和胃

3. 配伍意义

君　　山　楂——消一切饮食积滞, 尤善消肉食油腻之积

臣　　神　曲——消食健脾, 长于化酒食陈腐之积

　　　莱菔子——消食下气, 长于消麦面痰气之积

佐　　连　翘——清热散结 $\begin{cases} \text{散结以助消积} \\ \text{清解食积所生之热} \end{cases}$

　　　半　夏 $\Big\}$ 行气化滞, 和胃止呕
　　　陈　皮

　　　茯　苓——健脾利湿, 和中止泻

　　　炊　饼 (蒸饼) 为丸——意在消食养胃

4. 配伍特点

消食之中兼以行气理脾, 以消为主。

枳实导滞丸★★ (《内外伤辨惑论》)

> 枳实导滞首大黄, 芩连曲术茯苓襄,
> 泽泻蒸饼糊丸服, 湿热积滞力能攘。

1. 主治——湿热食积证

(1) 辨证要点——脘腹胀满, 泻痢或便秘, 苔黄腻, 脉

沉有力

（2）病机特点——饮食积滞内停，生湿蕴热

2. 功用——消食导滞，清热祛湿

3. 配伍意义

君　大　黄——攻积泻热 ┐
臣　枳　实——行气化滞 ┘攻积行气

　　神　曲——消食健脾，使食消则脾胃得和

佐　黄　芩 ┐
　　黄　连 ┘清热燥湿，厚肠止痢

　　茯　苓 ┐
　　泽　泻 ┘渗湿，使湿热从小便消

　　白　术——健脾燥湿，协苓、泽以祛湿，且可防
　　　　　　　大黄、枳实攻积伤正，以及芩、连苦
　　　　　　　寒败胃

4. 配伍特点

下消清利合法，以下助消，消中寓补。

木香槟榔丸★★（《儒门事亲》）

　　　　木香槟榔青陈皮，黄柏黄连莪术齐，

　　　　大黄黑丑兼香附，泻痢后重热滞宜。

1. 主治——痢疾、食积

（1）辨证要点——脘腹胀痛，下赤白痢疾，里急后重，
　　　　　　　　苔黄腻，脉沉实

（2）病机特点——湿热积滞，内蕴中焦

2. 功用——行气导滞，攻积泻热

3. 配伍意义

君 木　香——行气止痛 ⎱消痞满胀痛，除里急后重之功
　槟　榔——破气坠积 ⎰

臣 牵　牛 ⎱通便泻热，推荡积滞，引邪下行
　大　黄 ⎰

佐 香　附 ⎱疏肝行气，莪术长于破血中气滞
　莪　术 ⎰
　青　皮 ⎱理气宽中，助君药行气导滞
　陈　皮 ⎰
　黄　连 ⎱清热燥湿而止泻痢
　黄　柏 ⎰

4. 配伍特点

行气与攻下、清热并用，以行气攻积为主。

难点提示

1. 保和丸

"癥坚之处，必有伏阳"（《成方便读》），故保和丸佐以连翘清热散结，既可散结以助消积，又可清解食积所生之热。

2. 枳实导滞丸

本方以《金匮要略》枳术汤合泻心汤（黄芩、黄连、大黄）化裁而成。所治湿热食积较重，且病位偏下，若以消食药为主组方，则病重药轻，难以获效。"大黄乃荡涤热结之品，为推送湿热积滞之首"，配伍"枳实破滞气以推积"（《医略六书·杂病证治》）。君臣合用，开下行之路，导积热下出。用于湿热食滞之泄泻、下痢，亦属"通因通用"之法。

3. 类方比较——枳实导滞丸与木香槟榔丸（表18-1）

表18-1 枳实导滞丸与木香槟榔丸比较表

枳实导滞丸	均含大黄、黄连，同能导滞攻积，用治湿热积滞证	大黄为君，枳实、神曲为臣，又佐以黄芩、茯苓、泽泻、白术 清热利湿之力较佳，攻积之力相对较缓 适用于湿热食积证
木香槟榔丸	症见大便秘结或痢疾，脘腹胀痛，舌苔黄腻，脉沉实有力	木香、槟榔为君，牵牛合大黄为臣，又佐以青皮、陈皮、香附、莪术、枳壳、黄柏 行气与攻下、清热并用，以行气攻积为主 适用于痢疾、食积

第二节 健脾消食剂

📖 **重点提示**

健脾丸★★★ 《证治准绳》

健脾参术苓草陈，肉蔻香连合砂仁，

楂肉山药曲麦炒，消补兼施不伤正。

1. 主治——脾虚食积证

(1) 辨证要点 { 脘腹痞闷，食少难消，大便溏薄
苔腻微黄，脉虚弱

(2) 或有症状——倦怠乏力

(3) 病机特点——脾胃虚弱，运化失常，食积停滞，郁
而生热

2. 功用——健脾和胃，消食止泻

3. 配伍意义

君　炒白术

　　白茯苓 } 补气健脾运湿以止泻

　　人　参

臣　山楂肉

　　神　曲 } 消食和胃，除已停之积

　　麦　芽

佐　酒炒黄连——清热燥湿，以除食积所生之热

　　木　香

　　砂　仁 } 理气开胃，醒脾化湿

　　陈　皮 } 补而不滞

　　肉豆蔻

　　山　药 } 健脾止泻

佐使　甘　草——补中和药

4. 配伍特点

消补兼施，补重于消，补而不滞，消中寓清。

葛花解酲汤★ *(《内外伤辨惑论》)*

　　　　葛花解酲香砂仁，二苓参术蔻青陈，

　　　　神曲干姜兼泽泻，温中利湿酒伤珍。

1. 功用——分消酒湿，理气健脾

2. 主治——酒积伤脾证

　　　　——头痛眩晕，胸闷呕吐，食少苔腻

3. 配伍特点

芳化渗利，分消酒湿；消中寓补，行中寓温。

难点提示

1. 健脾丸

本方中重用白术、茯苓健脾祛湿，为脾虚不运、食停生湿之大便溏薄等症而设；黄连量轻，且酒炒，意取苦味以燥湿厚肠。

2. 类方比较

（1）保和丸与健脾丸（表18-2）

表18-2 保和丸与健脾丸比较表

保和丸	均含山楂、神曲、茯苓、陈皮	本方为治疗"一切食积"轻证之常用方。以脘腹胀满，嗳腐厌食，苔厚腻，脉滑为辨证要点
健脾丸	同能消食化积用治食积证	本方为治疗脾虚食积证之常用方。以食少难消，脘腹痞闷，大便溏薄，苔腻微黄，脉虚弱为辨证要点

（2）健脾丸与参苓白术散（表18-3）

表 18-3 健脾丸与参苓白术散比较表

健脾丸	均含人参、白术、茯苓、甘草、山药、砂仁,同能益气健脾 用治脾虚泄泻	配伍山楂、神曲、麦芽、木香、陈皮、肉豆蔻、黄连 长于健脾消食止泻,兼能理气和胃 脾虚食积证。食少难消,脘腹痞闷,大便溏薄,倦怠乏力,苔腻微黄,脉虚弱
参苓白术散		配伍莲子肉、薏苡仁、扁豆、桔梗、大枣 长于健脾渗湿止泻,兼能保肺,体现"培土生金"法 主治脾虚湿盛泄泻,伴见肠鸣,胸脘痞闷,饮食不化,四肢乏力,舌苔白腻,脉虚缓等;亦治肺脾气虚痰湿咳嗽证

第十九章 ▐▶ 驱虫剂

★★★掌握乌梅丸
★★熟悉驱虫剂的概念及使用注意
★了解化虫丸、肥儿丸

概　说

重点提示

概念★

凡以驱虫、杀虫或安蛔等作用为主，用于治疗人体寄生虫病的方剂，统称为驱虫剂。

使用注意★

1. 应注意辨别寄生虫的种类，有针对性地选择方药。

2. 掌握某些有毒驱虫药的用量，以免中毒或损伤正气；驱虫后，应注意调理脾胃，以善其后。

3. 驱虫剂宜空腹服用，服后忌食油腻食物。

4. 驱虫药多系攻伐之品，不宜久服，年老、体弱者及孕妇等宜慎用。

乌梅丸★★★（《伤寒论》）

> 乌梅丸用细辛桂，人参附子椒姜继，
> 黄连黄柏及当归，温脏安蛔寒厥剂。

1. 主治

（1）蛔厥证

①辨证要点——腹痛时作，手足厥冷，烦闷呕吐，时发时止

②或有症状——得食即呕，常自吐蛔

③病机特点——原有蛔虫, 复由肠寒胃热, 蛔虫上扰所致

(2) 久泻久痢

2. 功用——温脏安蛔

3. 配伍意义

君　乌　梅——酸能安蛔 (蛔静痛止)

臣　蜀　椒 ⎫
　　细　辛 ⎭温脏而驱蛔

　　黄　连 ⎫
　　黄　柏 ⎭清热而下蛔

佐　炮附子 ⎫
　　桂　枝 ⎬助君药其温脏祛寒、伏蛔之力
　　干　姜 ⎭

　　当　归 ⎫
　　人　参 ⎭益气补血, 扶助正气

使　蜜——甘缓和中

4. 配伍特点

酸苦辛并进, 则蛔静伏而下; 寒热佐甘温, 则和肠胃扶正。

化虫丸★ (《太平惠民和剂局方》)

　　　　　化虫丸中用胡粉, 鹤虱槟榔苦楝根,

　　　　　少加枯矾面糊丸, 专治虫病未虚人。

1. 主治——肠中诸虫

(1) 辨证特点——腹痛时作时止, 往来上下, 或呕吐清
　　　　　　　　水涎沫, 或吐蛔虫, 多食而瘦, 面色
　　　　　　　　青黄

(2) 病机特点——诸虫寄生肠中, 脾胃失和所致

2. 功用——杀肠中诸虫

3. 配伍特点

主以有毒之品，驱杀诸虫之力颇强。

肥儿丸★ 《太平惠民和剂局方》

> 肥儿丸内用使君，豆蔻香连曲麦槟，
>
> 猪胆为丸热水下，虫疳食积一扫清。

1. 主治——小儿虫疳

（1）辨证特点——面黄体瘦，肚腹胀大，发热口臭

（2）病机特点——虫积中焦，加之饮食不节，虫食之积，
郁久化热，伤及脾胃，而成疳积

2. 功用——杀虫消积，健脾清热

3. 配伍特点

杀虫消食并举，旨在健脾除疳。

难点提示

乌梅丸所治证系因患者原有蛔虫，复由肠寒胃热，蛔虫上扰所致。蛔虫"遇寒则动，得温则安"。针对寒热错杂、蛔虫上扰的病机，治宜寒热并调、温脏安蛔之法。《伤寒来苏集》提出"蛔得酸则静，得辛则伏，得苦则下"。方中乌梅涩肠止泻，可治久利滑脱；附子、桂枝、细辛、川椒、干姜温肾暖脾，振奋阳气；人参益气健脾，合温热之品则能温补脾肾；当归养血和血；黄连、黄柏清热燥湿，以除余邪。诸药合用，共奏温脏安蛔、扶正祛邪之功。

对于胃热肠寒，正气虚弱的久泻、久痢，本方又有酸收涩肠、清热燥湿、温中补虚之功，故亦可治之。

第二十章 ▶ 涌吐剂

★★熟悉涌吐剂的概念及使用注意
★了解瓜蒂散、救急稀涎散、盐汤探吐方

概　说

概念★★

凡以涌吐痰涎、宿食、毒物等作用为主，用于治疗痰涎、食积及胃中毒物的方剂，统称为涌吐剂。

使用注意★★

1. 涌吐剂作用迅猛，易伤胃气，应中病即止；年老体弱、孕妇、产后均应慎用。

2. 若服药后仍不呕吐者，可用手指探喉，或多饮热水以助涌吐；服涌吐药之后，应注意避风寒，以防吐后体虚外感。

3. 注意调理脾胃，可服稀粥自养，忌食油腻及不易消化的食物，以免更伤胃气。

瓜蒂散★ 《《伤寒论》》

> 瓜蒂散用赤豆研，豆豉煎汁送下安，
> 痰涎宿食填上脘，逐邪宣壅服之先。

1. 主治——痰涎、宿食壅滞胸脘证

(1) 辨证要点——胸中痞硬，烦懊不安，欲吐不出，气
　　　　　　　上冲咽喉不得息

(2) 或有脉症——寸脉微浮

(3) 病机特点——饮食停积，痰食壅塞，气机不通

2. 功用——涌吐痰涎宿食

3. 配伍意义

君　　瓜　蒂——涌吐痰涎宿食

臣　　赤小豆——善吐胸脘实邪　　宣越胸中陈腐之邪

佐使　淡豆豉 { 宣解胸中邪气
              安中护胃 }

4. 配伍特点

酸苦相须，意在"涌泄"；佐以安中，吐不伤胃。

5. 使用注意

方中瓜蒂苦寒有毒，催吐力峻，易伤胃气，体虚者应慎用；若宿食已离胃入肠，或痰涎不在胸膈，亦应禁用。服瓜蒂散而吐不止者，可服麝香 0.03～0.06g，或丁香 0.3～0.6g 以解之。

救急稀涎散★（《经史证类备急本草》引孙尚药方）

稀涎皂角白矾班，或益藜芦微吐间，

风中痰升人眩仆，当先服此通其关。

1. 主治——中风闭证

（1）辨证要点——喉中痰声辘辘，气闭不通，心神瞀闷，
                    人事不省

（2）或有症状——倒仆不省，口角似㖞，脉滑实有力

（3）病机特点——痰涎壅盛，气道不利

2. 功用——开关涌吐

3. 配伍特点

酸苦辛咸相须，通关涌吐。

盐汤探吐方★ (《金匮要略》)

> 盐汤探吐金匮方，干霍乱证宜急尝，
>
> 宿食停脘气机阻，运用及时效更良。

1. 主治——宿食停滞胃中或干霍乱

（1）辨证要点——脘腹胀痛，欲吐不得吐，欲泻不得泻

（2）病机特点——宿食停滞，脾胃气机升降受阻，不得宣通

2. 功用——涌吐宿食

3. 配伍特点

独取咸味涌吐之法。

难点提示

1. 瓜蒂散

此足太阳、阳明药也。胸中痰食与虚烦者不同，越以瓜蒂之苦，涌以赤小豆之酸，吐去上焦有形之物，则得水则舒，天地交而外物通矣。

2. 救急稀涎散

病发于不足，标而本之，先治其标，后治其本。治不与疏风补虚，而先吐其痰涎。白矾酸苦能通泄，咸能软顽痰，故以为君；皂角辛能通窍，咸能去垢，专制风木，故以为使，固夺门之兵也。

3. 盐汤探吐方

本方但用烧盐，熟水调饮，以指探吐，名烧盐探吐法。治伤食，痛连胸膈，痞闷不通，咸润下而软坚，能破积聚，又能宣泄，使不化之食从上而出，则塞者通矣。

第二十一章 ➡ 治痈疡剂

★★★掌握仙方活命饮、阳和汤、大黄牡丹汤。

★★熟悉痈疡剂的概念、分类及使用注意事项。

★★熟悉苇茎汤。

★了解五味消毒饮、四妙勇安汤、犀黄丸、牛蒡解肌汤、
  小金丹、海藻玉壶汤、消瘰丸、透脓散、内补黄芪汤。

概　说

重点提示

概念★★

凡以消结散痈、解毒排脓、生肌敛疮等作用为主，用于治疗痈疽疮疡证的方剂，统称为治痈疡剂。

分类★★

散结消痈剂——痈疽疮疡等

托里透脓剂——疮痈邪盛毒深而气血亏虚，虽脓已成，但正气不足，无力托毒外透，正虚邪陷，脓成难溃之证

补虚敛疮剂——痈疡溃后，毒邪虽去，但气血不足、阴阳亏虚，久不生肌收口之证

使用注意★★

1. 应当辨别证的阴阳表里虚实。

2. 痈疡已成，不宜固执内消一法，应促其速溃，不致疮毒内攻。

3. 若毒邪炽盛，则须侧重清热解毒以增祛邪之力；若脓成难溃，又应配透脓溃坚之品。

4. 痈疡后期，疮疡虽溃，毒邪未尽时，切勿过早应用补法，以免留邪为患。

第一节　散结消痈剂

重点提示

仙方活命饮★★★（《校注妇人良方》）

> 仙方活命金银花，防芷归陈草芍加，
>
> 贝母天花兼乳没，穿山皂刺酒兼佳，
>
> 一切痈毒能溃散，溃后忌服用勿差。

1. 主治——痈疡肿毒初起

（1）辨证要点——红肿焮痛，或身热凛寒，脉数有力

（2）或有舌象——苔薄白或黄

（3）病机特点——热毒壅聚，气滞血瘀痰结

2. 功用——清热解毒，消肿溃坚，活血止痛

3. 配伍意义

君　　金银花——清热解毒疗疮

臣　　归　尾
赤　芍
乳　香　　行气活血通络，消肿止痛
没　药
陈　皮

佐　　白　芷
防　风　　疏风散表，以助散结消肿

　　　　贝　母
花　粉　　清热化痰排脓，可使脓未成即消

穿山甲
皂角刺 } 通行经络，透脓溃坚，可使脓成即溃

使 甘 草 { 清热解毒
和中调药

酒——借其通行周身，助药力直达病所

4. 配伍特点

消清并举，清解之中寓活血祛瘀之法，佐辛透散结之品。

五味消毒饮★ (《医宗金鉴》)

五味消毒疗诸疗，银花野菊蒲公英，
紫花地丁天葵子，煎加酒服效非清。

1. 主治——火毒结聚之疗疮

（1）辨证要点——疮疡初起，疮形如粟，坚硬根深，状
如铁钉，以及痈疡疖肿，红肿热痛，
舌红苔黄，脉数

（2）病机特点——火热邪毒蕴结肌肤之疗疮

2. 功用——清热解毒，消散疗疮

3. 配伍意义

君 金银花——清热解毒，清宣透邪

臣 蒲公英——清热解毒，消痈散结
紫花地丁——清热解毒，凉血消痈

佐 野菊花
紫背天葵子 } 清热解毒而治痈疮疗毒

4. 配伍特点

独取苦寒清热解毒之品，同类相须，药力专一。

四妙勇安汤★ 《验方新编》

四妙勇安金银花，玄参甘草当归加，

清热解毒兼活血，热毒脱疽效堪夸。

1. 主治——热毒炽盛之脱疽

（1）辨证要点——患肢暗红微肿灼热，疼痛剧烈，烦热
口渴，舌红，脉数

（2）病机特点——火毒内郁，瘀阻经脉

2. 功用——清热解毒，活血止痛

3. 配伍意义

君　金银花——清热解毒而治痈疽

臣　玄　参——清热凉血，泻火解毒，散结软坚

　　当　归——养血活血，合玄参养血滋阴而生新

佐　生甘草——清热解毒，调和诸药

4. 配伍特点

清热解毒之中寓活血养血之法，气血兼顾，药少量大效宏。

5. 使用注意

本方服法独特，"水煎服，一连十剂，永无后患，药味不
可少"。如此，方能获药力专之妙。

犀黄丸★ 《外科证治全生集》

犀黄丸内用麝香，乳香没药与牛黄，

乳岩横痃或瘰疬，正气未虚均可尝。

1. 主治——火郁痰凝、气滞血瘀所致之乳岩、瘰疬等

（1）辨证要点——内外痈疽肿毒，舌红、脉滑数

（2）病机特点——气火内郁，痰浊瘀血内聚

2. 功用——活血行瘀，解毒消痈

3. 配伍意义

君　牛　黄——清热解毒，化痰散结

臣　麝　香——通经络，散结滞，辟邪毒，除秽泄

佐　乳　香｜
　　没　药｝活血祛瘀，消肿定痛

使　黄米饭——调胃和中，以免攻邪太过而伤脾胃

　　陈　酒——宣通血脉，加强解毒散结之功

4. 配伍特点

消清并用，瘀毒兼散，药简效宏。

牛蒡解肌汤★ (《疡科心得集》)

牛蒡解肌用荆夏，山栀丹皮石斛翘，

玄参薄荷共成方，头面风热疮疡消。

1. 主治——风火热毒上攻之痈疮

(1) 辨证要点——风火牙痛，头面风热，兼有表热证，
　　　　　　　　及外痈局部焮红肿痛，寒轻热重，汗
　　　　　　　　少口渴，小便黄，脉浮数，苔白或黄

(2) 病机特点——外感风热或阳明痰火，循经上攻，壅
　　　　　　　　结头面

2. 功用——疏风清热，凉血消肿

3. 配伍意义

君　牛蒡子——疏散风热，解毒散肿

臣　薄　荷｜
　　荆　芥｝疏风，透邪解表

　　连　翘——清热解毒消痈

佐　夏枯草 ⎫
　　山栀子 ⎬清热解毒散结

　　丹　皮 ⎫
　　玄　参 ⎬凉血解毒，软坚散瘀，滋阴清热
　　石　斛 ⎭

4. 配伍特点

辛苦甘寒合法，散中有清，清中有养，清消之中寓辛散之法。

阳和汤★★★ 《外科证治全生集》

阳和汤法解寒凝，外症虚寒色属阴，

熟地鹿胶姜炭桂，麻黄白芥草相承。

1. 主治——阴疽

（1）辨证要点 ⎱ 患处漫肿无头，皮色不变，酸痛无热
　　　　　　　 ⎰ 舌淡苔白，脉沉细

（2）或有脉症——口中不渴，脉迟细

（3）病机特点——素体阳虚，营血不足，寒凝痰滞，痹
　　　　　　　　　 阻于肌肉、筋骨、血脉

2. 功用——温阳补血，散寒通滞

3. 配伍意义

君　熟地黄——温补营血，填精益髓 ⎫
　　鹿角胶——温肾阳，益精血　　　 ⎬温阳补血

臣　肉　桂 ⎫均入血分
　　姜　炭 ⎬温阳散寒，温通血脉

佐　麻　黄——宣通毛窍，开腠理，散寒凝

　　白芥子——温化寒痰，通络散结

使　生甘草——解毒，调药

4. 配伍特点

滋补之中寓温散之法,补而不滞。

5. 使用注意

阳证疮疡红肿热痛,或阴虚有热,或疽已溃破者,不宜使用。

小金丹★ (《外科证治全生集》)

> 小金专主治阴疽,鳖麝乌龙灵乳储,
> 墨炭胶香归没药,阴疮流注乳癌除。

1. 主治——寒湿痰瘀所致流注、痰核、瘰疬、乳岩、横痃、贴骨疽、蟮拱头等

(1)辨证要点——皮色不变,肿硬作痛

(2)病机特点——寒湿痰瘀,阻滞凝结于肌肉筋骨之间

2. 功用——化痰除湿,祛瘀通络

3. 配伍意义

君 木鳖子——散结消肿,攻毒疗疮 ⎫
臣 草 乌——温经散寒,除湿通络 ⎬ 解散寒凝之力益彰

佐 麝 香 ⎫
　 地 龙 ⎬ 散瘀化滞,活血通络
　 五灵脂 ⎭

　 乳 香 ⎫
　 没 药 ⎬ 散瘀定痛,活血消痈
　 白胶香 ⎭

　 当 归——活血补血,使破瘀而不耗血

　 墨 炭——消肿化痰

使 糯米粉——养胃和中

4. 配伍特点

逐瘀与通络并用，重在温通消散。

5. 使用注意

原著注曰："如流注初起，及一应痰核、瘰疬、乳岩、横痃初起，服消乃止。幼孩不能服煎剂及丸子者，服之甚妙。如流注等证，成功将溃，溃久者，当以十丸作五日早晚服，服则以杜流走，患不增出。但内有五灵脂，与人参相反，不可与有参之药同日而服。"

海藻玉壶汤★ 《外科正宗》

> 海藻玉壶带昆布，青陈归芎夏贝母，
>
> 连翘独活甘草入，化痰散结瘿瘤除。

1. 主治——气滞痰凝之瘿瘤初起

（1）辨证要点——发于颈部，以漫肿或结块，皮色不变、不痛、不溃

（2）病机特点——气滞痰凝、痰瘀互结以成瘿瘤

2. 功用——化痰软坚，散结消瘿

3. 配伍意义

君	海 藻 昆 布 海 带	化痰软坚，散结消瘿
臣	青 皮 陈 皮	行气解郁，气顺痰消
	当 归 川 芎	活血调营
佐	连 翘	清热散结

   独　活——辛散通络

佐使　甘　草——相反相成，激发药力，调和诸药

4. 配伍特点

化瘀软坚之中寓行气活血之法，且具相反相成之伍。

5. 使用注意

（1）海藻与甘草配伍，为"十八反"禁忌之列，然有"相反相成，激发药力"之妙，临证应合理使用。

（2）原著注曰："凡服此门药饵，先断厚味大荤，次宜绝欲虚心者未免。"

消瘰丸★（《医学心悟》）

> 消瘰牡蛎贝玄参，消痰散结并养阴，
> 肝肾阴亏痰火结，临时加减细斟酌。

1. 主治——瘰疬、痰核、瘿瘤初起

（1）辨证要点——颈下红肿硬结、咽干、舌红，脉弦滑略数

（2）病机特点——肝火郁结，灼液为痰，痰火凝聚

2. 功用——清热化痰，软坚散结

3. 配伍意义

君　贝　母——清热化痰，消瘰散结

臣　玄　参——软坚散结，清热养阴

　　牡　蛎——软坚散结

4. 配伍特点

咸苦寒润合法，纳平肝于清化软坚之中，药简力专。

苇茎汤★★ (《外合秘要》引《古今录验方》)

苇茎汤方出《千金》，桃仁薏仁冬瓜仁，

肺痈痰热兼瘀血，化浊排脓病自宁。

1. 主治——痰瘀互结，热毒壅滞之肺痈证

(1) 辨证要点 $\begin{cases} 身有微热，咳嗽痰多，胸中隐隐作痛 \\ 舌红苔黄腻，脉数 \end{cases}$

(2) 病机特点——热毒壅肺，痰瘀互结

2. 功用——清肺化痰，逐瘀排脓

3. 配伍意义

君　苇　茎 $\begin{cases} 善清肺热 \\ 专于利窍 \end{cases}$ 为治肺痈之要药

臣　瓜　瓣 $\begin{cases} 清热化痰，利湿排脓 \\ 清上彻下，肃降肺气 \end{cases}$ 与苇茎配合 $\begin{matrix} 清肺宣壅，涤痰排脓 \end{matrix}$

　　薏苡仁 $\begin{cases} 上清肺热而排脓 \\ 下利肠胃而渗湿 \end{cases}$

佐　桃　仁——活血祛瘀以助消痈，润燥滑肠而通下

4. 配伍特点

药性平和，清化于上，降渗于下，凉而不寒。

大黄牡丹汤★★★ (《金匮要略》)

金匮大黄牡丹汤，桃仁芒硝瓜子襄，

肠痈初起腹按痛，苔黄脉数服之康。

1. 主治——湿热瘀滞之肠痈初起

(1) 辨证要点——右少腹疼痛拒按，善屈右足，舌苔薄
　　　　　　　黄而腻，脉滑数

（2）或有症状——按腹即痛如淋，甚则局部肿痞，或右
足屈而不伸，伸则痛剧，小便自调，
或时时发热，自汗恶寒

（3）病机特点——湿热郁蒸，气血凝聚，邪结肠中

2. 功用——泻热破瘀，散结消肿

3. 配伍意义

君　　大　黄 { 泻肠中湿热郁结
祛肠中稽留之瘀血 }

桃　仁——性善破血，与大黄相配，破瘀泻热

丹　皮——凉血散瘀消肿

臣　　芒　硝 { 泻热导滞，软坚散结
助大黄以荡涤实热 }

佐　　冬瓜子——清肠中湿热，排脓散结消痈

4. 配伍特点

下消之中寓清利之能，以通为用。

难点提示

1. 仙方活命饮

本方适用于阳证而体实的各类疮疡肿毒初起，若用之得
当，则"脓未成者即消，已成者即溃"。疮疡初起，其邪多羁
留于肌肤腠理之间，故方中佐以辛散的白芷、防风，通滞而
散其结，使热毒从外透解。

2. 阳和汤

阳和汤以温阳补血为主，寓补于通，宜于阳气不足，营
血亏虚，寒凝痰滞而致之阴疽证。

3. 大黄牡丹汤

大黄牡丹汤与大承气汤、大陷胸汤均具有泻下热结之功，治疗里热积滞实证。但大黄牡丹汤以大黄、芒硝配伍活血利湿药桃仁、丹皮、冬瓜仁，适用于湿热内蕴、气血凝聚所致的肠痈初起，以右少腹疼痛拒按，舌苔薄黄而腻，脉滑数为辨证要点。

4. 类方比较

（1）仙方活命饮、五味消毒饮和四妙勇安汤（表 21 - 1）

表 21 - 1　仙方活命饮、五味消毒饮和四妙勇安汤比较表

仙方活命饮	均重用金银花为君药 均为治疗阳证疮疡之常用方 皆具清热解毒之功	当归尾、赤芍、乳香、没药、陈皮行气活血通络，消肿止痛；白芷、防风疏风散表，以助散结消肿；贝母、花粉可助脓未成即消，穿山甲、皂角刺可使脓成即溃
		主治疮疡肿毒初起，尚有疏风活血、软坚散结之功
五味消毒饮		蒲公英、紫花地丁、野菊花、紫背天葵清热解毒而治痈疮疔毒
		独重清热解毒，其力为三方之冠，善消散疔毒
四妙勇安汤		药少量大力专，且须连服，尚兼扶正之意，主治脱疽之热毒炽盛者

（2）阳和汤和小金丹（表 21 - 2）

表21-2 阳和汤和小金丹比较表

阳和汤	均治寒湿痰瘀凝滞之阴疽	以温阳补血为主，扶正力量较大。善于营血亏虚、阳气不足、寒痰凝滞之阴疽
小金丹		以祛邪攻毒为主，祛邪力大。善于寒湿痰瘀互结，经络痹阻所致之阴疽

（3）海藻玉壶汤和消瘰丸（表21-3）

表21-3 海藻玉壶汤和消瘰丸比较表

海藻玉壶汤	均为治瘿瘤初起之常用方	多成于气滞痰凝，由气及血，气血凝聚。方中用软坚散结之海藻、昆布、海带配以行气活血之当归、川芎，在化痰软坚之中寓行气活血之法，诸法并施，且有相反相成之伍
消瘰丸		因肝火郁结，痰火凝聚而成，可见阴津亏乏，肝经痰热。用药以咸寒之知母、牡蛎、玄参清热软坚，化痰养阴，三药合用，药简力专

第二节 托里透脓剂

重点提示

透脓散★（《外科正宗》）

透脓散治毒成脓，芪归山甲皂刺芎，

程氏又加银蒡芷，更能速奏溃破功。

1. 主治——气血两虚，疮痈脓成难溃

（1）辨证要点——疮痈成而体虚无力外溃，舌淡脉细弱

（2）病机特点——气血两虚，不能托毒外透，形成疮痈

脓成难溃之证

2. 功用——补气养血，托毒溃痈

3. 配伍意义

君　　黄　芪——甘温益气，托疮生肌

臣　　当　归——养血活血　　┐既补益气血，

川　芎——活血行气，化瘀通络┘又活血通脉

佐　　穿山甲┐

皂角刺┘消散穿透，软坚溃痈

酒——宣通血脉，以助药力

4. 配伍特点

重用甘温以扶正，寓消于补以托毒。

5. 使用注意

脓已成而不溃者，本方服之即破；本方用之不宜过早，疮疡初起未成脓者禁用。

第三节　补虚敛疮剂

重点提示

内补黄芪汤★ 《外科发挥》

内补黄芪地芍冬，参苓远志加川芎，

当归甘草官桂并，力补痈疽善后功。

1. 主治——痈疽溃后，气血两虚证

(1) 辨证特点——痈疽发背，溃后虚羸少气力，溃疡作痛，或疮口经久不敛，脓水清稀，倦怠懒言，舌淡苔白，脉细弱

(2) 病机特点——痈疽溃后，气血两虚，不能生肌敛疮而致

2. 功用——温补气血，生肌敛疮

3. 配伍意义

君　黄　芪——补脾肺气，生肌敛疮 ⎫
　　人　参——大补元气，补脾益肺 ⎭ 益气生肌敛疮力著

臣　肉　桂——温阳散寒、通畅气血

　　熟　地——滋养阴血

佐　当　归 ⎫
　　川　芎 ⎭ 养血活血，行滞通络

　　麦门冬 ⎫
　　白　芍 ⎭ 滋阴补血

　　远　志——宁心安神，疏泄壅滞而消痈疽

　　茯　苓——健脾泄浊

　　生　姜 ⎫
　　大　枣 ⎭ 调补脾胃，助君药以益中州、促运化

佐使　炙甘草——益气和中，调和诸药

4. 配伍特点

气血并补，少佐温通，扶正生肌。

5. 使用注意

本方为补虚而设，毒邪未尽时切勿使用，以免留邪为患，犯"实实之戒"，疮疡早期、成脓期热毒尚盛者禁用；溃后虽气血亏虚但毒邪未尽者，亦应禁用。